聞こえ方は、
いろいろ

岡野由実
OKANO Yumi

片耳難聴 Q&A

学苑社

はじめに

「治りませんね、でも片耳は聞こえているので問題はありません」。

私は中学2年生のときに左耳を失聴しました。「突発性難聴」と診断を受けたとき、医師から告げられたこのことばは、今でもはっきりと覚えています。「耳は2つあるのに、片方聞こえなくなくなっても『問題ない』ってなぜ言えるのだろうか？」中学生のときに抱いた疑問が、今の私につながっているように思います。

大学生の卒業研究では片耳難聴をテーマにし、初めて自分の片耳難聴について調べてみました。耳が2つある理由、片耳が聞こえなくなるとどのような場面で困るのか、自分のことなのに知らないことばかりでした。SNSを利用して片耳難聴の当事者へアンケートを行い、あっという間に135名の方から回答がありました。「さすが片耳難聴のことをわかっているアンケート項目だと思いました」「応援しています」というメッセージが多く添えられていて、「片耳難聴がある自分だからこそできることがあるんだ」と強く励まされました。

言語聴覚士として仕事をするようになり、自分と同じ片耳難聴のある人や、片耳難聴の子どもをもつ親御さんたちに出会う機会が多くなりました。「自分以外の片耳難聴の人に初めて会った」という人がほとんどで、こんなにたくさんの片耳難聴者がいるにも関わらず、知り合えない、情報が足りないという現実があるんだと気づかされました。自分自身も大学生になるまで片耳難聴の情報を何も知らなかったように、片耳難聴の当事者に正しい情報が届いていないという現実を目の当たりにしました。

そして2019年。「きこいろ 片耳難聴のコミュニティ」を立ち上げました。当事者団体の立ち上げには、私1人の力では到底かなわず、現在事務局を担当してくださっている麻野美和さんのお声がけと行動力に支えられて実現することができました。「きこいろ」では①正しい情報を発信する、②当事者同士の交流の場を提供する、③社会に片耳難聴を啓発する、この3つの柱で活動をしています。会を立ち上げて3年で会員数は800名（2022年12月現在）に

なりました。公式サイトでは正しい情報発信を心がけ、多様なプロジェクトメンバーに支えられて少しずつ記事が充実してきているところです。2020年度以降、オンラインでの交流が気軽にできるようになり、当事者同士の交流の場である「片耳難聴Café」の参加者は全国各地から集まることができるようになりました。まだまだ啓発活動には課題が残りますが、これからも聞こえの多様性（聞こえ方はいろいろ；略して「きこいろ」）に対する理解が広がっていくことを願うばかりです。

　本書では、片耳難聴の当事者や関係者だけでなく、全ての人に知ってほしい片耳難聴についての基本的な内容を盛り込み、当事者の目線で執筆しました。この本を読んで、片耳難聴を身近に感じてもらえたら、「片耳難聴と上手く付き合っていこう」と思ってもらえたら嬉しいです。

　「いつも聞こえないわけじゃない、でも『片耳聴こえるから大丈夫でしょ』とも思われたくない」。
　そんな片耳難聴者の気持ちに寄り添える社会になることを願っています。この本がその小さなきっかけになれれば嬉しいです。

岡野　由実

目　　次

第3章　大人の片耳難聴

第4章　社会のみんなに知ってほしいこと

第 **1** 章

片耳難聴の基礎

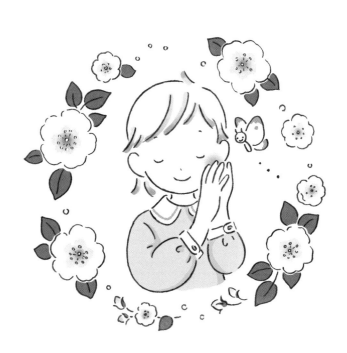

片耳難聴って何ですか？

片耳難聴とは、片方の耳は正常でももう一方の耳に難聴のある状態をいいます。難聴のある耳が右耳か左耳かは問いません。また難聴の程度も問いません。

難聴の程度について、日本では平均聴力レベルを四分法※で計算し、平均聴力レベルに応じて軽度から重度難聴までを分類します（表1-1）。片耳が平均聴力レベル25dBHL未満の正常であり、もう一方の耳に25dBHL以上の難聴があると「片耳難聴」と定義されます。

医学的な診断名では、片耳難聴のことを「一側性難聴」と呼びます。他にも「片側難聴」「一側難聴」など、さまざまな呼ばれ方がありますが、同じ状態を指しています。英語では"Unilateral Hearing Loss"と呼ばれて、略して"UHL"と表されることもあります。

また、難聴側の聴力が重度難聴や聾である場合、「一側聾」や「片側聾」と呼ばれることもあります。片耳が重度難聴〜聾の場合には、英語では"Single-Sided Deafness"といい、略して"SSD"と表されることがあります。

この本の中では、難聴側の聴力は問わず、一般的な名称である「片耳難聴」ということばを用いていきます。

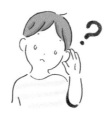

表 1-1　難聴の程度分類（日本聴覚医学会）

	平均聴力レベル
軽度難聴	25 ～ 39dBHL
中等度難聴	40 ～ 69dBHL
高度難聴	70 ～ 89dBHL
重度難聴	90dBHL ～

dBHL：デシベル・ヒアリングレベル。音の大きさを表す単位。値が大きいほど「大きい音でないと聞こえない」ということを表し、難聴の程度がより重度であることを意味する。
※平均聴力レベルの求め方（四分法）
　　（500Hz の聴力＋ 1000Hz の聴力× 2 ＋ 2000Hz の聴力）／ 4

参考　音の大きさの目安

30 デシベル	ささやき声の大きさ
40 デシベル	静かな図書館
50 デシベル	小さめの声の大きさ、静かなオフィス
60 デシベル	普通の人の声の大きさ
70 デシベル	大きめの声の大きさ、掃除機をかけている音
80 デシベル	大声、ピアノなどの楽器音、救急車のサイレン
90 デシベル	耳元での大声、鉄道のガード下の音
100 デシベル	至近距離での車のクラクション、工事現場の騒音
110 デシベル	ジェット機の飛ぶ音

聴力検査の結果は、これらの音が「ギリギリ聞こえるレベル」を測定している。

Q2 耳が２つあるのはなぜ？

　耳は２つあります。では、なぜ耳が２つあるのか考えたことはあるでしょうか？　２つある耳のうち１つの耳が難聴によって聞こえづらくなっている片耳難聴を考えるとき、そもそもなぜ耳は２つあるのだろうかということを知っていると理解しやすくなります。

　耳が頭の両側に２つあることで、さまざまな効果があります。これらの効果を「両耳聴効果」といいます。代表的な両耳聴効果をいくつか紹介します。

（１）両耳加算効果

　片耳で聞くよりも両耳で聞く方が、音が大きく感じられる現象のことです。とはいえ、その差はわずか 3dB です。

　ただ、ギリギリ聞こえるか聞こえないかの小さい音では 3dB の違いですが、普段耳にしているような音では 6 〜 10dB ほど感じ方が違うのではないか、という報告もあります。そのため、片耳で聞くよりも両耳で聞く方が、ボリュームが大きい分、楽に聞き取れることになります。

（２）頭部陰影効果

　最も聞き取りたい重要な情報は片耳で聞いていると言われています。本当に聞き取りたい情報に集中をするために、頭がバリアとなって、自然と反対側から入ってくる（本当に聞き取りたい情報ではない）音が小さくなります。このことを、頭部陰影効果（head shadow effect）と言い、音が頭をグルッと回っている間に、音が小さくなり、到達するまでに時間がかかり、特に高い周波数の音で 10 〜 16dB くらい音が小さくなります。

（3）音源定位<ruby>音源定位<rt>おんげんていい</rt></ruby>

　音がどこから聞こえてくるのか、無意識に「あっちだ！」「こっちだ！」と気づくことができると思います。これは耳が頭を挟んで両脇についているおかげで、正面以外の場所から届く音の強さや、到達時間は左右の耳で微妙に異なり、その微妙な音の強さや時間の違いを脳で分析して、音がどこから届くのかが分かります（図1-1）。そのように、音がどこからしているのか特定することを音源定位（sound localization）といいます。両耳聴効果の最も代表的な効果です。

水平面（左右方向）での音の方向知覚の手がかり

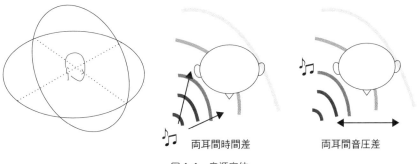

両耳間時間差　　　　両耳間音圧差

図1-1　音源定位

（4）カクテルパーティー効果

　周りがガヤガヤ騒がしい場所でも、本当に聞き取りたい人の声はカメラのフォーカスが当たるように集中して聞き取ることができると思います。一方で、ビデオカメラのマイクは1つしかないため、本当に聞き取りたい大切な音も、周りのガヤガヤした雑音も、後で見返すと同じように録画されている経験はないでしょうか。

　両耳で聞き取ることにより、いくつもの音を空間的に別々に聞き分けることができ、特定の音に選択的に注意を向けることができるためです。

このため、ザワザワとした空間でも、特定の人との会話音を選択的に聞き取ることができるようになります。この効果を、カクテルパーティー効果（cocktail-party effect）といいます。「カクテルパーティーの会場でも聞き取れる」ということでこの名称で呼ばれていますが、何だかオシャレな名前ですね。

ただ、年齢が小さいうちはあまり雑音の中で聞き取るということが上手にできません。大人であれば、「こんな内容の話をしているのかな」と聞き取れなかったことばを経験則で補いながら聞くことができるからだと考えられます。

（5）先行音効果

違う方向から2つの音が連続して聞こえてくるときに、この2つの音の間隔が5ミリ秒以下であれば1つの音として聞こえ、聞こえてくる方向は先に音がした方向によって決まるという現象のことを先行音効果（precedence effect）といい、この効果で音を知覚するためには、両耳での聞こえが必要であるといわれています。

少し難しい表現になってしまいましたが、例えば広いホールで音を聞く場面を想像してみてください。1つのスピーカーから音が出てきたとき、音は部屋の天井や壁に反射して、スピーカーの音とは少し遅れて耳に入ってきます。しかし、反響音を気にせずスピーカーからの音を聞くことができるのは、この先行音効果のおかげです。

（6）両耳冗長性

左右の耳は別々に機能しており、左右の耳に入ってきた色々な音情報を左右の耳で音情報を補い合っています。そのため、片方の耳で聞き落とした音を、もう片方の耳から入ってきた情報を手がかりとして補完することができ、この効果を両耳冗長性といいます。例えば、右耳で「こ・・・は」、左耳で「・んにち・」とそれぞれ聞き取ったとき、頭の中で「こんにちは」と補完することができるというわけです。

　両耳で聞くことで「より正確に・明瞭に聞くこと」を助けてくれています。両耳聴効果が可能な理由は、音は耳ではなく脳で聴いているからです。図1-2は音が脳で処理されるまでのルートを簡略化して示しています。脳の様々な中継地点を通って、左右からの情報を相互にやりとりすることで、複雑な処理を可能にしています。

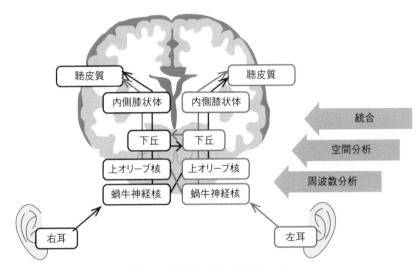

図1-2　音が脳に届くまでのルート

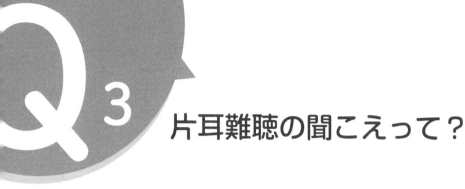

片耳難聴の聞こえって？

　耳が 2 つあることで得られる効果（両耳聴効果については Q2 参照）が片耳難聴では得られなくなります。そのため片耳難聴があると、片以下の 3 つの場面で聞こえにくさが生じるとされています。

> （1）聞こえにくい方から話しかけられると分からない
> （2）騒がしい場面では聞こえにくい
> （3）どこから声がするのか分からない

　常に聞き取れないわけではないけれど、限られた場面で聞こえにくくなるというのが片耳難聴の聞こえの特徴です。

　では、この 3 つの場面で具体的にはどのような体験をしているのでしょうか？　135 名の片耳難聴者にアンケートを実施してみました[1]。各設問に「5：非常にあてはまる」〜「1：あてはまらない」の 5 段階で回答してもらい、以下には「5：非常に当てはまる」と「4：あてはまる」と回答した人の割合を示しました。

（1）聞こえにくい方から話しかけられると分からない
　頭がバリアとなって反対側の聞こえる耳に音が届きにくくなります。
　「聞こえない（聞こえにくい）耳の側から話しかけられると聞き取れなくて何度も聞き返すことがある」には 92.6％と多くの共感が得られました。「聞こえない（聞こえにくい）耳の側から話しかけられて聞き取れないとき聞こえた

ふりをすることがある」も91.9％と、ほとんどの片耳難聴者が聞き返したり聞こえたふりをして対応している様子が分かりました。

　会話場面だけでなく「寝ているときに聞きやすい方の耳が下になってしまったため、目覚まし時計の音が聞こえず、困ったことがある」（54.1％）という経験のある人もいました。逆に「寝るときは雑音などを聞こえなくするために、聞き取りやすい方の耳を下にすることが多い」（57.5％）とポジティブに利用している人もいるようです。

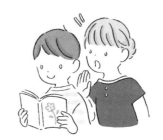

（2）騒がしい場面では聞こえにくい

　両方の耳が聞こえることで、騒がしい雑音の中でも聞きたい音にフォーカスを当てることができます（カクテルパーティー効果）。しかし、片耳難聴ではその効果が得られないため、騒がしい場面での聞き取りが難しくなります。

　聞こえに問題がない人と片耳難聴の人で聞こえ方を比較した研究[2]があり、その結果を表1-2に示します。騒がしい場面では6％ほど聞き取りが低下するという結果でした。数字では1桁の違いですが、体感としては大きな違いがあるようです。

表1-2　場面による聞き取りの成績──聞こえに問題のない人との比較

	静かな場面での聞き取り	騒がしい場面での聞き取り
聞こえに問題のない人	99％	90％
片耳難聴の人	95％	84％

出典：Reeder, RM., Cadieux, J., Firszt, JB. : Quantification of speech-in-noise and sound localisation abilities in children with unilateral hearing loss and comparison to normal hearing peers. Audiology and Neuro-Otology, 20(1): 31-37, 2015

また、発症からの期間が長い方が騒がしい場面での聞き取りが改善する[3]、片耳難聴のある人では騒がしい場面で聞き取っているときの脳が活動する場所が違う[4] という研究報告もあり、騒がしい場面での聞き取りに脳がだんだん慣れてくるということが分かっています。

　ではアンケートの結果を紹介します。「美容院や歯医者など、雑音が多い場所で話しかけられるのは、聞き取りにくくて苦手だ」には81.3％の人が「当てはまる」と回答していました。雑音下の会話への苦手意識をもつ人は多く、「できれば話しかけないでほしい」「話したいけれど、申し訳ない」と思う人もいるようです。

　「車を運転するときに話しかけられるのは、聞き取りにくくて苦手だ」は52.3％と、どちらの耳が難聴かによって意見が割れました。右ハンドルで左耳難聴だと、運転中の騒音にかき消されて助手席の人の声が聞き取りにくくなります。一方で、右耳難聴だと、助手席に座ったとき、運転席の人の声が聞き取りにくくなります。

　単に聞こえにくいだけでなく「聞こえにくい場面での聞き取りは緊張し、意識を集中させるので疲れる」は86.6％と、疲れを自覚している人はとても多いようです。

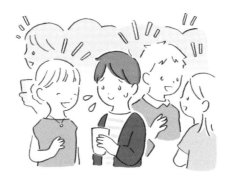

（３）どこから声がするのか分からない

　左右の耳から入ってくる微妙な音の違いで、どこから音がするのかが分かります（音源定位）。片耳難聴の場合は、この差が分からないため、音の方向が分かりにくくなります。片耳難聴の人の中でも個人差があるといわれています。

　アンケートの結果を紹介します。「遠くから呼ばれたとき、声がするのは分かってもどこからか分からなくて対応が遅れたことがある」には90.4％の人があてはまるとしていました。キョロキョロ探している間に対応が遅れてしまう経験をしている人は多いようです。「音がする方向が分からないために、何の音であるか分からなかったことがある」は72.6％で、方向が分からないと、音の特定ができないこともあるようです。「集団でスポーツをするとき、声や音の方向がわからず困る」は46.7％にとどまり、スポーツ経験によって意見が分かれたようです。

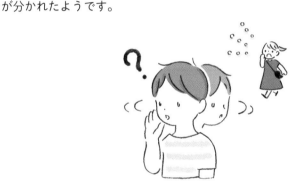

　片耳難聴によって３つの場面で聞こえにくさが生じることを紹介しました。静かな場所や１対１での会話では、さほど聞こえに困ることはありません。限られた場面でのみ聞こえにくさが生じるという片耳難聴の特徴は、周りの人や片耳難聴のある当事者自身も理解しづらいものなのかもしれません。

Q4 片耳難聴で困ることって どんなこと？

　片耳難聴があると、（1）聞こえにくい方から話しかけられると分からない、（2）騒がしい場面では聞こえにくい、（3）どこから声がするのか分からないの3つの場面で聞こえにくさが生じることを紹介しました（Q3参照）。中でも一番困るのは、「**騒がしい場面で聞こえにくい方から話しかけられるとき**」といわれています[3]。

　3つの場面の中でも特に（2）騒がしい場面で聞こえにくいことが最も困るという人が多いようです。「聞こえにくい方から話しかけられると分からないけれど、聞こえやすい場所をキープできれば何とかなる」、「どこから声がするのか分からないけれど、キョロキョロして自分の方を向いている人を探せば何とかなる」、しかし、「騒がしい場面はカバーのしようがないので一番困る」という意見もありました。

　さて、片耳難聴で聞こえにくさが生じる3つの場面について解説してきましたが、他にはどのような場面で困るのでしょうか。Q3で紹介したアンケートの結果を引き続き紹介します。

　「飲食店や会議など複数の人で席につくとき、場所取りには気を遣う」が94.8％とほぼ全ての片耳難聴者が意識しているようです。集団生活では**常にポジションを気にしている**というのは片耳難聴者の「あるある」かもしれません。

　会話場面では、「人と話しているとき聞き取れず、相手に不快感を与えているのではないか不安になることがある」は91.9％、「会話が聞き取りにくいために会話に入ることを諦めることがある」は79.3％と、相手の気持ちを気に

して遠慮してしまう人は多いようです。「賑やかな場所で話しかけられると、周りの音にかき消されて相手を無視した状態になり、注意されたことがある」は70.4％でした。集中力の問題でも悪気があるわけでもないのに、注意されてしまうのは辛い経験だと思います。「自分が片耳が聞こえない（聞こえにくい）と周りに話しても、忘れられてしまうことが多い」は71.1％でした。限られた場面で聞こえにくさが生じ外見では難聴があることは分からない片耳難聴では、周囲に伝えたとしても忘れられてしまうことは多いようです。

　他には、「電話で話をしているときメモを取るのが難しい」は37.3％と意見が割れました。聞こえる耳と聞き手が同じ（左耳難聴で右利き、右耳難聴で左利き）だと電話中のメモが取りにくく、受話器を肩に挟むか利き手でない腕をクロスさせて耳に当ててメモを取っているようです。「音楽をステレオで聞いてみたい」が75.6％と多く、特に先天的な片耳難聴者では「音が立体的に聞こえるってどういうこと？」とステレオ音楽への興味は大きいようです。後天的な片耳難聴者ではイヤホンで聞く音楽が全く別の音楽に聞こえるようになったと話す方もいました。「片耳が聞こえない（聞こえにくい）ことで、職業やアルバイトや趣味を諦めたことがある」は44.0％と意見が割れましたが、内容によっては片耳難聴が選択に影響を与えることもゼロではありません。ただ、片耳難聴だから「諦めた」と思うのか、片耳難聴でもできることを「自分で選んだ」と思うのか、どう捉えるかは自分次第なのかもしれません。

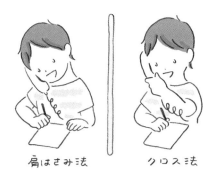

肩はさみ法　　　クロス法

Q5 どうして難聴になるの？

　どうして難聴になるのか理解するために、まずは聞こえのメカニズムについて解説します。

（1）基本的な耳の構造

　耳の構造を簡単な図にして示します（図 1-3）。

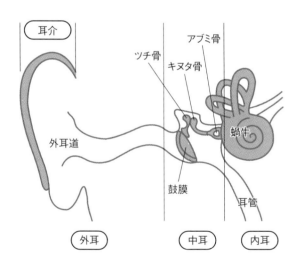

図 1-3　耳の構造

　耳の構造は、外側から順に外耳→ 中 耳→内耳の３つに分類することができます。耳介（いわゆる耳たぶ）から鼓膜までが「外耳」、鼓膜の中の空間が「中

耳」、音を電気信号に変換して脳へ送る場所が「内耳」です。

　外耳では、空気の振動である音を集めて外耳道、つまり耳の穴を通って鼓膜まで伝えます。

　次の中耳では鼓膜によって空気振動を固体振動に変換し、ツチ骨・キヌタ骨・アブミ骨と伝達することによって、より効率的に振動を奥の内耳に伝えていきます。中耳には耳管（じかん）と呼ばれる管があり、鼻とつながっています。この管は普段は閉まっていますが、飲み込んだりあくびをしたりすると開きます。耳管が開くことによって、中耳の中と外との気圧を一定に保っています。

　そして内耳は、蝸牛（かぎゅう）、半規菅（はんきかん）、前庭（ぜんてい）からなっています。蝸牛は聴覚、半規菅と前庭は平衡覚を担当しています。蝸牛の中には、リンパ液という液体が充満しています。耳小骨から伝わってきた振動が液体振動となり、液体の振動で有毛細胞と呼ばれる細胞が刺激されて電気的な信号が起こり、神経を伝わり脳に送られます。

（2）難聴のタイプと原因

　この音の情報が通るルートのどこかに不具合があると難聴になります。

　外耳～中耳に不具合がある場合の難聴を**伝音難聴**、内耳よりも奥で不具合がある場合の難聴を**感音難聴**、伝音難聴の原因と感音難聴の原因の両方がある場合を**混合難聴**と分類されています。表1-3に代表的な疾患名をまとめましたが、ここで紹介するものはごく一部です。

表1-3　難聴のタイプと原因

タイプ	部位	原因	疾患名
伝音難聴	外耳	生まれつき外耳道が閉鎖している	外耳道閉鎖症
		耳垢が詰まってしまう	耳垢栓塞
	中耳	鼓膜に穴が開いている	鼓膜穿孔
		中耳の中に水が溜まる	滲出性中耳炎
		耳小骨の関節が外れる	耳小骨離断
		アブミ骨の根元が固着	耳硬化症
感音難聴	内耳	生まれつき形成不全	内耳奇形
		遺伝子の変異による内耳の疾患	遺伝性難聴
		ウイルスや細菌感染	ムンプス難聴など
		大きな音の暴露	騒音性難聴など
	聴神経	聴神経に腫瘍ができる	聴神経腫瘍
	脳	情報処理がうまくでいない	中枢性難聴
混合難聴	伝音難聴と感音難聴の両方の原因		

❶伝音難聴の原因と特徴

　外耳では、生まれつき形成不全（奇形）により外耳道が閉鎖している（外耳道閉鎖症）、耳垢が詰まってしまう（耳垢栓塞）などがあると、音情報が外耳道を通ることができないために聞こえにくくなります。

　中耳では、外傷や中耳炎が悪化するなどして鼓膜に穴が開いてしまう（鼓膜穿孔）、中耳の中に水が溜まる（滲出性中耳炎）、耳小骨の関節が外れてしまう（耳小骨離断）もしくはアブミ骨の根元が固着してしまう（耳硬化症）と、空気の振動を個体振動に変換して、効率的に内耳へ情報を伝えるといったことができにくくなってしまいます。

　伝音難聴の場合、例えば、滲出性中耳炎であれば中耳の中に溜まった滲出液を抜く、鼓膜に穴が開いたら塞ぐなど、医学的に治療可能なことが多いです。また、悪くても中等度程度の難聴であり、補聴器の効果が高いという特徴もあります。

❷感音難聴の原因と特徴

　内耳では、生まれつき内耳の形成不全（内耳奇形）や機能不全がある、遺伝子の変異による内耳の疾患がある（遺伝性難聴）、ウイルスや細菌感染により内耳の機能が低下する（ムンプス難聴や髄膜炎など）、大きな音の暴露により内耳の中の有毛細胞が傷つく（騒音性難聴や音響外傷）などにより難聴を発症します。さらに奥の聴神経に腫瘍ができる（聴神経腫瘍）や脳のレベルで情報処理がうまくできなくなる状態（中枢性難聴や聴覚情報処理障害など）もあります。

　感音難聴の場合、現在の医学では治療法が確立していません。内耳の構造は非常に複雑で、一度傷ついた細胞は再生することができないためです。難聴の多くはこの感音難聴であり、「原因不明」であることも多いです。

　さらに、感音難聴では、難聴の程度は軽度のものから全く聞こえなくなる聾まで非常に幅広く、単に音が小さく聞こえるのに加えて、音がひずんで聞こえる場合があります。内耳が原因の場合には、大きい音がうるさく感じられる「補充現象」（Q8 参照）を伴う場合もあります。個人差はありますが、補聴器の効果が乏しいこともあります。

❸混合難聴の原因と特徴

　伝音難聴と感音難聴の両方の原因がある場合に、混合難聴と分類されます。難聴の程度は軽度から重度まで非常に幅広く、伝音難聴と感音難聴の原因のどちらが大きく影響しているかによって、聞こえ方はさまざまです。一般的には、感音難聴よりもことばの聞き取りは良好となりますが、伝音難聴より劣るとされており、補聴器の効果は比較的高いといわれています。

　このように「難聴」といっても、原因はさまざまあります。

　どのタイプの難聴に分類されるかは、聴力検査（気導と骨導の検査を両方実施）や鼓膜の動き方を調べる検査（ティンパノメトリー検査）、CT や MRI などの画像診断などにより鑑別することができます。

Q6 片耳難聴の人って どれくらいいるの？

「難聴」といっても、原因はさまざまであることをご説明しました（Q5 参照）。当然、片耳難聴の原因もさまざまです（それぞれの疾患については別の章で詳しく説明します）。図 1-4 に片耳難聴の原因疾患について、（1）先天性および乳幼児期に発症する疾患、（2）大人になってから発症する疾患の割合について示します[4]。

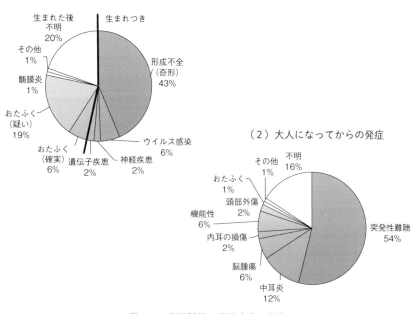

（1）先天性および乳幼児期の発症

- 生まれつき
- 形成不全（奇形）43%
- 生まれた後不明 20%
- その他 1%
- 髄膜炎 1%
- おたふく（疑い）19%
- おたふく（確実）6%
- 遺伝子疾患 2%
- 神経疾患 2%
- ウイルス感染 6%

（2）大人になってからの発症

- 不明 16%
- その他 1%
- おたふく 1%
- 頭部外傷 2%
- 機能性 6%
- 内耳の損傷 2%
- 脳腫瘍 6%
- 中耳炎 12%
- 突発性難聴 54%

図 1-4　片耳難聴の原因疾患の割合

　原因がさまざまであるために、片耳難聴のある人がどれくらいの人数いるのかといった正確な数値や統計データというものは出されていません。先行研究での報告の中から、下記のように人数を推定してみました。

　①先天性の片耳難聴は、**1,000人に約1人**の割合で発症[5]
　②子どもの片耳難聴の**約半数**は生まれつきの発症[6]
　③大人になってから発症する片耳難聴の**約半数**は突発性難聴が原因[4]
　④突発性難聴の頻度は**10万人に約30人**[7]

　①〜④を計算すると、少なくとも**1,000人に約3人**の割合で片耳難聴が発症するのではないかと推測されます。日本の人口が1億2千万人とすると、日本国内には**36万人以上**の片耳難聴のある人がいると考えられます。この数字は少なく見積もっていますので、実際はもっと多いかもしれません。
　この数字は多いと感じますか？　少ないと感じますか？

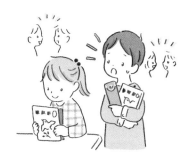

両耳が聞こえなくなることはあるの？

　片耳難聴のある方から、「聞こえる方の耳も聞こえなくなってしまうのではないかと心配になる」という訴えをよく耳にします。先に紹介したアンケート[1]でも、「聞こえやすい方の耳も悪くなってしまうのではないかと不安に思うことがある」という質問に82.2％の人が「当てはまる」と回答していました。

　しかし、**片耳難聴が両耳難聴になる可能性が高い両耳聞こえている人が両耳難聴になる可能性よりも高いという統計データはありません**。両耳聞こえている人が「自分はいつ聞こえなくなるだろうか」と不安を抱えている人はほとんどいないように、片耳難聴だからといって両耳聞こえなくなるんじゃないかという不安に感じる必要はないと思います。

　ただし、片耳難聴の原因にもよっても聞こえている耳の聴力が低下するリスクは異なります（片耳難聴の原因疾患については Q10、Q18 で解説しています）。心配が大きい方は、耳鼻咽喉科医にご相談ください。

　難聴になるリスクは大きくないとしても、やはり聞こえている耳は大切にしたいものです。全ての難聴を予防することはできませんが、日頃から心がけていただきたいことを 3 つ紹介します。

（1）予防できる病気は予防しましょう

　全ての難聴を予防することは残念ながらできませんが、下記の病気については予防することができます。

❶ムンプス難聴

　ムンプスとはいわゆる「おたふく風邪」のことです。ムンプス難聴とは、お

たふく風邪にかかった後に難聴が発症するもので、詳しくは Q10、Q18 で解説しています。おたふく風邪になると必ず難聴になるわけではありませんが、予防接種によっておたふく風邪にかかるリスクを下げる、もしくは軽症化することができます。現在、日本ではおたふく風邪の予防接種は定期接種に含まれていませんが、聞こえている耳を大切にするために、抗体のない方は接種を検討してみてもよいかもしれません（ただし、接種については医師から十分に説明を受けた上で決めましょう）。

❷中耳炎

　鼓膜の中の中耳という部屋が感染して、膿や水が溜まる疾患です。小さいお子さんには身近な病気です。中耳炎にかかっているときには、軽度〜中等度ほど聴力が低下します。重症化すると鼓膜に穴が開いて、聞こえにくくなる場合もあります。

　両方聞こえている人が聞こえにくくなるのに比べると、片方しか聞こえていない耳が少し聞こえにくくなるので、影響が大きく異なります。

　特に小学校入学前の小さいお子さんでかかりやすく、鼻炎から中耳炎になるケースが多いため、鼻の治療をおろそかにしない、違和感があれば早めに耳鼻科を受診するといった対策が大切です。

❸外耳炎

　外耳道に炎症がおこり、耳のかゆみや痛みが現れることをいいます。原因の多くは、耳かきです。耳かきをし過ぎで外耳道を傷つけると外耳炎になります。

　外耳炎によって難聴が進行するというわけではありませんが、重症化した場合に、外耳道が腫れて一時的に聞こえにくくなります。

　外耳道には自然に耳あかを排泄させられる機能が備わっており、実は、頑張って耳かきをする必要はありません。耳あかが溜まりやすい人は無理に自力で出そうとせず、耳鼻科で取ってもらうようにしましょう（保険診療で行うことができます）。

（2）大きい音には気をつけましょう

　大きすぎる音にさらされ続けることで、蝸牛の中にある有毛細胞が傷つき、5〜15年以上かけてゆっくり難聴が進行していくことがあります。「騒音性難聴」といい、一度傷ついた有毛細胞は再生することができません。

　WHO（世界保健機関）では、表1-4のように「音の大きさに対する1日あたりの許容時間の目安」を発表しています。

表1-4　音の大きさに対する1日あたりの
許容時間の目安

音の大きさ	1日あたりの許容時間
130dBSPL	1秒未満
125dBSPL	3秒
120dBSPL	9秒
110dBSPL	1分30秒
105dBSPL	4分
100dBSPL	15分
95dBSPL	47分
90dBSPL	2時間30分
85dBSPL	8時間
75dBSPL以下	リスクなし

　日常生活において85dBSPLという大きな音に長時間さらされることは滅多にありませんが、工事現場や音楽関係で仕事をされている方は、耳栓を装用する、長時間滞在しないなどの対策をする必要があるかといえます。

　また、近年「**ヘッドホン難聴**」と呼ばれ、長時間ヘッドホンなどを装用して大音量で音楽などを聞くことで、難聴のリスクが高まることに警鐘が鳴らされています。ヘッドホンやイヤホンを選ぶときには、ノイズキャンセリング機能や出力制限の機能がついているものにし、1時間聞いたら10分程度耳を休めるなどの対策が重要です。

（3）定期的に聴力検査をしましょう

　徐々に進行する難聴では、自覚するのはなかなか難しいかもしれません。定期的に聴力検査を受け、良い耳の聞こえが低下していないか確認することが推奨されています。頻度は年に1回程度は聴力を確認することができるとよいでしょう。

　検査自体は20分程度で終わる簡単なものです。聞こえに違和感がなくても、保険診療で検査することができます。検査結果の「オージオグラム」（図1-5）は、手元に控えておくと、自分自身でも聞こえの変化を把握することに役立ちます（聴力検査についてはコラム①参照）。

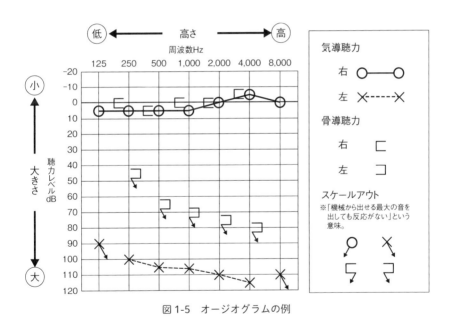

図1-5　オージオグラムの例

　もし、聴力の低下があった場合には、治療可能であれば早めに治療を開始することが重要です。治療が難しい場合には、早めに補聴器を装用するなどの対策をとる必要があります。

難聴にともなう症状はあるの？

難聴は聞こえづらくなるだけでなく、以下のような症状を伴うことがあります。もちろん個人差はありますし、原因によっても異なります。また、これらの難聴以外の症状を伴う場合、片耳難聴のある人の困り感はより大きくなることが指摘されています[1]。

（1）耳鳴（みみなり）

難聴のある耳に耳鳴を伴うことがあります。耳鳴の原因はまだ解明されていませんが、難聴によって聞こえなくなった音を脳が補おうとして過剰に興奮した結果、脳の中で作り出された音と考えられています。そのため低い音が聞こえにくい人は「ゴー」という低い

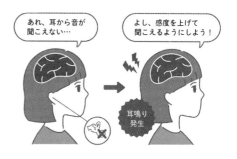

音、高い音が聞こえにくい人は「キーン」という高い音、全体的に聞こえにくい人は「シャー」といろいろな高さの音が混ざったような音と、聞こえにくい高さの耳鳴が鳴っていることが多いようです。

　特に静かな場所では、耳鳴の音が大きくなったような気がします。周りに音があれば、その音でかき消されて、耳鳴が気になりにくくなります。反対に、耳鳴の音を聞こうとすればするほど、耳鳴の音は大きくなってしまいます。

　耳鳴が気になる人は、特に耳鳴が気になってしまう無音の状態になるべくならないように、音楽を流したりテレビやラジオをつけたりして、耳鳴の音をかき消すようにすることがオススメです。その際、ボリュームを上げすぎないように気をつけましょう。

（２）補充現象

　「リクルートメント（Recruitment：補充）現象」ともいい、内耳の障害による難聴の場合に伴う場合があります。音の大きさの変化に対して、音の感じ方がとても敏感になる現象のことです。

　補充現象があると、正常な聞こえの人がうるさいと感じるよりも小さい音でうるさいと感じてしまい、聞こえる範囲が狭くなってしまいます（図1-6）。

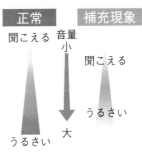

図1-6　補充現象

　難聴があって聞こえにくいはずなのに、大きい音も苦手という方はこの補充現象が原因かもしれません。残念ながら治療法はありません。自身の聞こえの特徴を知って、大きな音がする場面を避けるよう対応をしましょう。

（３）めまい

　内耳には、体のバランスを担当する半規管・前庭があります。そのため、内耳の障害による難聴の中には、めまいを伴う病気もあります。

　めまいの原因は耳だけでなく脳であることもあります。専門の医療機関で原因を詳しく調べ、原因に合わせた治療を行うことが大切です。

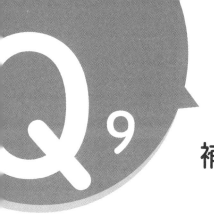

補聴器は使えるの？

　片耳難聴のある人が使用できる補聴機器（デバイス）はいろいろあります。しかし、どのデバイスも万能ではなく、それぞれ効果のある場面とない場面、メリット／デメリットがあり、コストもかかることから、あまり一般的には普及していません。

　どのようなデバイスがあるのか、主な5つの補聴機器についてその特徴を紹介します。片耳難聴の聞こえづらい3つの場面（Q3参照）で効果があるのか、それぞれの特徴について表1-5にまとめました[8]。

表1-5　片耳難聴向け補聴機器の効果と各デバイスの特徴

	補聴器	CROS	ワイヤレス補聴援助システム	BAHA	人工内耳
難聴側からの聞こえ	○	○	×	○	○
雑音の中での聞こえ	△	×	○	○	○
音の方向感	○	×	×	△	○
	聴力が70dB未満	使用できる場面が限られている	使用できる場面が限られている	手術が必要 日々のメンテナンスが必要	手術が必要 効果には個人差がある

○：効果あり　　　△：報告によってまちまち　　　×：効果なし

出典：岡野由実：一側性難聴における騒音下聴取と補聴支援に関する文献的検討. 目白大学保健科学研究, 11: 25-33, 2018

（1）一般的な補聴器

　難聴のある耳に補聴器を装用する方法です。耳にかけるタイプの「耳かけ型」や耳の穴の中に入れるタイプの「耳あな型」などがあります。

　片耳難聴の人が難聴側の耳に補聴器を使う場合、難聴耳の聴力が「70dB 未満の軽度〜中等度難聴」でないとなかなか効果が出ません（もちろん個人差はあります）。補聴器の出せる音の大きさと、耳が耐えられる音の大きさには限界があるからです。そのため「70dB 以上の高度〜重度難聴」の場合には、難聴側の耳に補聴器をつけるのは難しいかもしれません。

　よくある誤解として「補聴器をつけていれば聞こえる」と言われることがあります。しかし、軽度〜中等度の難聴の方でも、補聴器によって正常な聞こえに戻るわけではありません。補聴器はあくまで音を大きくする機械です。効果は人それぞれで、感音難聴の場合には効果が乏しい場合もあります（難聴のタイプについては Q5 参照）。

（2）CROS 補聴システム

　CROS（クロス）補聴システムとは、難聴側で聞こえる音を、聞こえる耳で聞き取るための補聴器です。そのため、難聴側が全く聞こえない人でも使うことができます（聞こえやすい耳の方にも軽い難聴がある人のために「バイクロス」というシステムもあります）。

　難聴側の耳には送信機能のみの補聴器を装用し、聞こえる耳には受信機能のある補聴器を装用します。難聴側の送信機で音をキャッチしたら、電波で健聴側の受信機まで飛ばします。

　難聴側の音が聞き取りやすくなる反面、デメリットもあります。例えば、難聴側に雑音がある場面ではかえって聞こえやすい耳側での聞こえを妨げてしまうことがあります。結局は聞こえる方の耳１つで聞き取っ

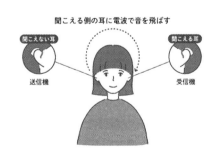

聞こえる側の耳に電波で音を飛ばす

聞こえない耳　　　聞こえる耳

送信機　　　　　　受信機

©kikoiro

ているため、音の方向感には効果は乏しいといわれています。そのため、難聴側の音も聞き取りたい場面（例えば、会議や会食の場面など）を選んで使用します。

（3）ワイヤレス補聴援助システム

　話し手に送信用マイクを装着してもらい、片耳難聴のある人の聞こえる耳に受信機を装着することで、マイクの音が直接受信機に届くシステムです。周りに雑音がある環境での聞き取りを改善することができます。

　特に、1人の話し手に対して聞き手が大勢いるような場面で効果を発揮します（例えば、学校の授業や講演会など）。また、送信用マイクと受信機の距離が約15m程度離れていても音を拾うことができます。

　一方で、マイクの近くで話してもらわないとあまり意味がないため、話し手が複数いて騒音が大きい場面（例えば、パーティー会場・居酒屋、休み時間の友人との会話など）では、なかなか効果を実感できません。

　最近では、マイクが複数の方向に向く送信機も発売されています。それでも、騒音が多すぎると聞きたい話し声だけでなく周りの雑音も拾ってしまうため、快適に使うにはなかなか難しいかもしれません。

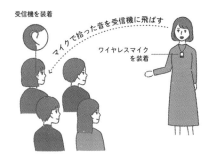

受信機を装着

マイクで拾った音を受信機に飛ばす

ワイヤレスマイクを装着

©kikoiro

（4）埋め込み型骨導補聴器（BAHA：バーハ）

　BAHA（Bone-anchored hearIng aid）は、「骨導」を使って、内耳に直接音を届けるシステムです。内耳が正常である伝音難聴で効果が高く、感音難聴の場合でも、難聴側の耳に BAHA を装着することで聞こえにくい方の音を、頭蓋骨を介して聞こえる耳の内耳に届ける（クロスさせる）ことができます。

　装着方法は、手術によって耳の後ろ側の頭蓋骨にインプラントと呼ばれる器具を埋め込みます。そして、一部突出しているインプラントに体外装置をパチッと装着して使用します。インプラントの一部が頭に突出しているため、皮膚の感染予防のために日々メンテナンスが必要です。

　ただし現在日本では、両耳の伝音難聴には 2013 年〜保険適応（平均骨導聴力が 45dB 以内で、各補聴器や手術での改善が見込められない場合）されていますが、片耳難聴については客観的には効果の立証ができず、保険が適応されていません。

　最近では、埋め込み手術を行わず、耳の後ろの骨の部分にシールでペタッと貼るタイプの骨導補聴器も販売されましたが、扱っている医療機関がまだ非常に限られています。補聴のシステムは BAHA と同じです。

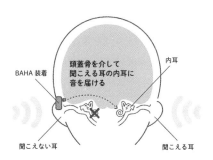

　　　　　　　　　　　　　　　　　　　　　　©kikoiro

（5）人工内耳

　難聴側の内耳に電極を埋め込むことで内耳の機能を代償する人工聴覚器です。唯一両耳聴効果に期待ができるデバイスであると報告されています。

　使用するためには、電極を制御する「インプラント」と呼ばれる装置を頭皮の下に埋め込む手術をします。インプラントの中央には強力な磁石がついており、この磁石によって体外装置をペタッと頭にくっつけています。

　人工内耳によって聞こえる音は、内耳の中にある何万本という細胞の代わりに数十個の電極で刺激を送っているため、通常の聞こえとは異なります。そのため手術後には、聞こえに慣れていくための時間とリハビリが必要です。また定期的な調整が必要なために通い続けます。もし体内の機械に故障や周囲に感染などが起こった場合には、再手術が必要となります。

　現在日本では、人工内耳は両耳高度難聴のために手術が行われています。片耳難聴に対する手術に関しては、条件付きで先進医療（限られた医療機関でのみ自費にて手術可能）に追加され、今後適応拡大に向けた検討が行われているところです。

　海外の報告では人工内耳の効果については非常に個人差が大きいとされています。一般的には難聴を発症してからの期間が短い、手術する年齢が低い方が、術後の聞こえが良いといわれています。中には「聞こえる耳と同じように聞こえるようになった」という人もいれば、「人工内耳をつけることでかえって聞こえる耳による聞こえの邪魔になってしまうため外している」という人もおり、片耳は正常に聞こえているがゆえの難しさもあるようです。

　代表的なデバイスについて紹介してきました。どのデバイスにもメリット／デメリットがあり、万能ではありません。生活の中でどのような場面で困っているのか、どのデバイスであればその困り感を軽減できるのか、各デバイスの特徴を踏まえて検討する必要があるかといえます。

　補聴機器の購入を検討する際には、必ず試聴をしましょう。試聴してみた上で効果に見合ったコストであるかを検討する必要があります。また、手術が必要な機器については、医療機関において手術を検討する前に納得いくまでガイダンスを受けましょう。

　なお、ここで掲載しているのは、2022年9月時点での情報です。補聴機器の技術は日進月歩に向上していきます。どんどん新しい情報が更新されていくと思います。

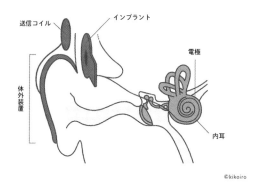

片耳難聴と聴力検査

　片耳難聴があると「聴力検査」を経験することは多いはず。このコラムでは、「聴力検査」についてちょっと詳しく解説したいと思います。

　「ピッピッピッという音が聞こえたらこのボタンを押してください」と言われて防音室の中で行う検査のことを**「標準純音聴力検査」**といいます。健康診断では、一定の高さと大きさの音が「聞こえるか／聞こえないか」を調べますが、この「標準純音聴力検査」では**ことばの聞き取りに必要な高さの音について、どれくらい小さい音でも聞こえるか**ということを調べています。

　音の高さについては Hz（ヘルツ）で表します。ヒトは約 20 ～ 20,000Hz の音が聞こえるとされていますが、その中でことばの聞き取りに必要な 125 ～ 8,000Hz の音の範囲の 7 つの周波数について検査しています。

　音の大きさについては dB（デシベル）で表します（正確には dBHL）。0dB は「耳が正常な若者が聞こえるギリギリの音の大きさ」で設定されています。30dB がささやき声、60dB が普通の話し声、80dB が大声、100dB は電車が通る高架下の音、120dB はジェット機が飛ぶ音の大きさとされています。

　「標準純音聴力検査」では、ヘッドホンをつける**気導聴力検査**と骨導端子を耳の後ろの骨に当てる**骨導聴力検査**の 2 種類を実施します。

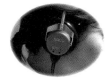
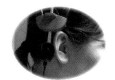

気導聴力検査　　　　　骨導聴力検査

　気導聴力検査では、**外耳～中耳～内耳**を通る聞こえについて調べ、骨導聴力検査では、外耳～中耳は通らず**頭蓋骨を通して直接内耳**に届く聞こえについて

調べています。気導聴力検査と骨導聴力検査の結果の差を見ることで、難聴の種類を鑑別することができます。

　・骨導聴力は正常で、気導聴力が悪い ⇒ **伝音難聴**

　・気導聴力も骨導聴力も同じくらい悪い ⇒ **感音難聴**

　・骨導聴力も悪いが、気導聴力の方がもっと悪い ⇒ **混合難聴**

　聴力検査の結果「オージオグラム」の読み方について、縦軸は音の大きさ、横軸は音の高さを表します。**「〇」は右耳、「×」は左耳の気導聴力の結果**を表し、それぞれの音の高さで反応のあった最も小さい大きさで記録をして線で結びます（右は実線、左は破線）。印が上にあるほど「小さい音でも聞こえる」ということを意味します。結果の印に「✓」「＼」がついているものは**スケールアウト**といい、聴力検査の機械で出せる最も大きい音でも反応がなかったことを表します。「コ」の字のようなマークは骨導聴力の結果を表します。

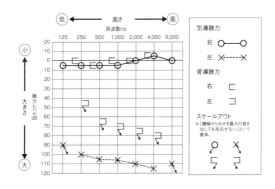

　さて、片耳難聴のある人では、聴力検査をするときに「ザーッ」という雑音を聞いたことがあると思います。左右の聴力に差がある場合、聞こえづらい方の耳の検査をする際、大きい音を聞かせるために頭蓋骨を通って反対の良い方の耳で聞き取ってしまいます。そのため良い方の耳で聞き取らないようにするために、雑音を流す必要があり、これを**マスキング**といいます。両耳同じように聞こえている人では、気導聴力検査でマスキングを流す必要はなく、実は片耳難聴のある人特有の検査方法なのです。

第 2 章

子どもの片耳難聴

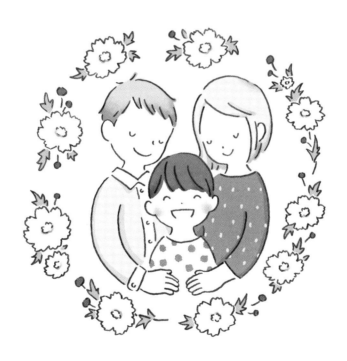

子どもの片耳難聴の原因って？

Q10

第1章では、難聴の原因の概要について解説をしました。第2章では子どもの難聴について詳しく解説をしていきたいと思います。

出生児の約1,000人に1人の割合で片耳難聴は発症し[5]、子どもの片耳難聴の約半数は先天性であり、先天性の片耳難聴の約半数が重度難聴[6]であると報告されています。片耳難聴の原因は、遺伝子の異常、生まれつきの形成不全（奇形）、ウイルス感染とさまざまありますが[9][10]、その約50〜60％は不明とされており[11]、原因診断についての研究が進められています。

先天性（生まれつき）の原因と幼児期の発症が多い後天性（生まれた後）の原因に分け、代表的な疾患について概説します。

（1）先天性の原因
・形成不全（奇形）
中耳や内耳の形成不全について、先天性の片耳難聴で最も多い原因です。両耳の難聴よりも片耳難聴では割合が高いといった報告もあります[9]。中でも、内耳にある蝸牛から脳へ情報を送る神経である蝸牛神経の低形成が最も多いとされています。難聴のタイプは外耳や中耳の形成不全であれば伝音難聴、内耳やその奥の神経の形成不全であれば感音難聴に分類されます（難聴のタイプについてはQ5を参照）。

形成不全の診断にはCTを撮影することで可能です。原因が形成不全であることが判明すれば、対側の耳の聴力低下のリスクは低いということがいえます。
・サイトメガロウイルス感染症
先天性難聴の原因（片耳も両耳も含めて）の約10％がサイトメガロウイル

ス（CMV）の感染によるものと報告されています。妊娠中に母体が CMV に感染することで、胎児に感染するもので、先天的に難聴を発症するものと後天的に難聴が進行するものとあり、両耳で難聴が発症する場合と片耳のみ難聴になる場合など症状は多彩です。難聴のタイプは感音難聴です。中にはウイルスに感染しても症状は何も出ないこともあります。7 歳以降では難聴進行のリスクは低いといわれています。

　CMV に感染したかどうかは生まれて 2 週間以内であれば赤ちゃんの尿から検出可能で、成長後であれば保存臍帯（へその緒）の一部から検出することができます。

（2）幼少期発症の難聴の原因
・ムンプス難聴
　ムンプスとはいわゆる" おたふく風邪 "のことで、ムンプスをかかった後に発症する難聴のことをムンプス難聴といいます。ムンプスにかかると必ず難聴になるという訳ではなく、ムンプスにかかった人のうち約 1,000 人に 1 人が難聴を発症すると報告されています[12]。ムンプス難聴の多くは片耳のみに発症しますが、稀に両耳難聴になる場合もあります。難聴のタイプは感音難聴です。

　幼児期発症の片耳難聴では最も多い原因です。" おたふく風邪 "というと幼児で罹患するイメージがありますが、成長後も罹患する可能性は十分にある病気です。ムンプスの予防接種について、現在日本では任意接種となっていますが、予防接種によりムンプスの感染や重症化を予防することが期待できます。

　まだまだ原因が不明な場合が多い片耳難聴。「難聴の原因はわかりません」と診断されることも多いかもしれませんが、それは決して珍しいことではありません。今後の医学の発展に期待したいところです。

Q11 発達への影響はあるの？

　親御さんにとって、お子さんの「片耳が聞こえません」と言われて、まず心配されるのが「ことばの発達には問題がないだろうか」ということではないでしょうか？　一般的には、**片方の耳が聞こえていれば、ことばの発達や学業に影響を及ぼすことは少ない**と考えられています。そのため、過剰に心配する必要はありません。

　一方で、海外ではさまざまな研究が報告されるようになってきました。海外の研究をいくつか紹介します。

　かつては聴覚支援の先進国である欧米諸国でも、「片方の耳が聞こえているのでことばの発達には影響がない」と考えられていました。しかし1980年代に、学業成績が遅れている子どもが一定数いることが報告され、片耳難聴の学業や言語発達への影響について注目が集まるようになってきました[13]。2000年代になり、言語発達への影響[14][15][16]が多く報告されるようになってきました。一方で、ことばの発達に影響を及ぼさない[17]とする意見も根強く残っています。

　海外のさまざまな報告を総合し、現在分かっていることをまとめました。

・片耳難聴のある子どもの全員が、ことばが遅れるわけではない。
・中には、ことばの発達が遅れる子もおり、その割合は両耳が聞こえている子どもよりも多い傾向がある。
・ことばの発達に影響を及ぼすかそうでないかは個人差が大きく、何が影響しているかは分かっていない。

片耳難聴があると必ずことばが遅れるということは、まずありません。

現に、両耳聞こえる子どもと何ら変わらずことばを身につけ、社会で活躍している片耳難聴の人たちはたくさんいます。

ただ、もともと発達が全体的にゆっくりなお子さんや、コミュニケーションに苦手さのあるお子さんの中には、片耳難聴によって発達の遅れを助長させている可能性があるかもしれません。

片耳難聴による発達への影響があろうとなかろうと、お子さんに合わせた丁寧なことばかけは、ことばの発達を促す上で有効です。下記にことばかけのヒントをあげてみました。

〈ことばかけや関わりのヒント〉

・ポイントは「なるべく静かな場所で」「正面から目線を合わせて」。

●まだお話ができない小さいお子さんの場合

・お子さんの行動をそのまま真似して「真似っこ遊び」を楽しむ。

・お子さんの出す声や音をそのまま真似して、やりとりを楽しむ。

・お子さんの行動や気持ちを代わりにことばにする。

・お父さんやお母さんの行動や気持ちを口に出す（自分の行動を実況中継するように）。

●お話が出てきたばかりのお子さんの場合

・お子さんのことばや発音が間違っていたとしても訂正はせず、さりげなく正しいことばのモデルを聞かせる。

・お子さんが言ったことばを意味的もしくは文法的に広げて返す。

・子どもの話題に沿いながら子どもの会話のモデルを示す。

出典：竹田契一：インリアル・アプローチ，日本文化学科社，1994
　　　中川信子：ことばが伸びるじょうずな子育て，社団法人家族計画協会，2004

Q12 生活の中で 危険はないの？

　片耳難聴があると何か危険があるのではないかという質問は、親御さんから よく寄せられます。片耳難聴によって困る場面については、（1）聞こえにく い方から話しかけられると分からない、（2）騒がしい場面では聞こえにくい、 （3）どこから声がするのか分からないの3つの場面であることを紹介しまし た（Q3参照）。音の方向感が分かりにくくなることから、よく「サッカーや バスケットボールなどの集団スポーツは危ないのではないか」という心配や「水 泳は耳に良くないのではないか」という質問をよく耳にします。しかし、**片耳 難聴があるからといって行動を制限する必要はありません**。片耳難聴があって もプロスポーツの世界で活躍している人もいます。「音の方向感が得られない 分、視覚で補うために視野が広くなった」と語るプロ選手にお会いしたことも あります。

　ただ、両耳聞こえている子どもたちでも交通安全の指導を行うのと同じよう に、片耳難聴のある子どもたちにも車や自転車に気をつけるよう指導を行うこ とはとても大事です。特に騒がしい場所では聞こえにくくなり、どこから音が するのか分からないため、車の音や自転車の接近音には気づきにくくなります。 日頃から、危険回避のためのアドバイスを家庭内で声かけしていただくことが 大切になります。
　以下に道路での危険回避のためのポイントを挙げました。

❶車や自転車の音がしたら目視する

　何か音がしたと思ったら振り向いてみて、音の正体を目で確認することが大

切です。振り向くことで車や自転車を運転している人にも、気づいているというサインを送ることができます。

❷イヤホンをして自転車に乗らない

イヤホンをつけると聞こえている耳をふさぐことになります。より一層、周囲の音への気づきが鈍くなります。特に自転車に乗るときには危険を伴います。また慣れない道では徒歩でもイヤホンは装用しない方がよいかと思います。

❸基本は歩行者優先、下手に避けたりしない

後ろからの自転車に気づかず怖い思いをしたことのある片耳難聴者は多いと思います。しかし、後ろからの自転車を運転している人には歩行者は確認できているはずです。道路交通法では自転車は車道を走行し歩道を走行する場合には歩行者が優先と定められているため、歩行者が避ける必要はないのです。下手に避けたりせず、歩道の端を堂々と歩いている方が安全な場合が多いように思います。

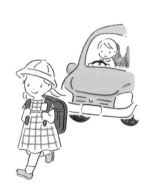

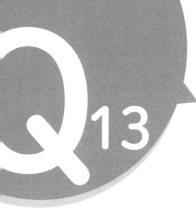

Q13 発達の過程で片耳難聴によって困ることは？

　発達の段階によって片耳難聴によって困ることや片耳難聴との付き合い方も変わっていきます。就学までに片耳難聴の診断を受けた当事者（20 〜 30 歳台）12 名を対象にインタビューをしました[20][21]。片耳難聴に対する自覚が芽生えたときから現在までを振り返ってもらい、インタビューから得られたエピソードをもとにそれぞれの年代の特徴をまとめてみました（表 2-1）。

表 2-1　片耳難聴によって困る場面（年代別）

	〜小学生	中高〜大学生	社会人
雑音の中での聞き取り	・うるさい所 ・グループ討議 ・休み時間の会話 ・一斉音読	・騒音下での活動 ・接客アルバイト	・飲み会 ・複数での会話 ・騒音による疲労
難聴側からの聞き取り	・難聴側の会話 ・内緒話	・交通機関での会話	・上座・下座 ・電話中の声かけ ・電車内の上司との話 ・運転中の会話
音の方向感		・呼名方向が分からない ・声の位置が分からない	・電話呼鈴の場所
その他		・教師等の不明瞭な話し方 ・英語のヒアリング ・会話の食い違い	・音を聞き分ける ・電話しながらメモ ・呼びかけに気づかない

出典：岡野由実，廣田栄子：一側性難聴による聞こえの障害場面の発達的変容に関する検討．コミュニケーション障害学，39(2): 74-83, 2022

（1）〜小学生ころ

　特に生まれつきの片耳難聴の場合、片耳での聞こえが"当たり前"となっており、小学校低学年くらいでは難聴だということは分かっているものの、それ

によってどのように困るかといった自覚はあまりない傾向があります。学校生活の中では、授業中の先生の声について聞こえにくさを感じていた当事者は少なく、むしろ休み時間の友達との会話で聞こえにくさを感じていた人が多いようです。

　小学生くらいの年代では、「なんとなく恥ずかしい」という気持ちから難聴のことを隠したがる傾向がありました。中には、難聴であることでからかいを受けたことがあるという当事者もいました。当然個人差はありますが、この時期は集団の中に溶け込み、集団で認められることに重きを置く時期とされており、片耳難聴という他の子とはちょっと違うものを隠して集団に溶け込みたい年頃なのではないかと考えられます。

（2）中学生ころ

　中学生ころより片耳難聴によって聞こえにくいと感じる場面が、漠然としたものから具体的になっていく傾向がありました。例えば、交通機関の中での友人との会話や英語のリスニング、科目の先生によっては聞きにくいといったエピソードが得られました。

　小学校高学年から中学生にかけて、友達関係や会話の内容が複雑になっていき、友達から「無視した」「聞いていない」と誤解を受けたなどのトラブルを経験することもしばしばあります。こうした友達関係の中でのトラブルを経験することで難聴による不便さへの自覚が芽生えてくる傾向があります。

　一方で、中学生になると仲の良いグループが固定化して、小学生の隠したがる傾向から、仲の良い友達に限定して片耳難聴があることを打ち明けるようになる傾向がみられました。周りの友達たちにも成長がみられるため小学生のころのようなからかいには発展せず、この時期特有の仲間意識に支えられて、友達からは難聴への理解と友達からのサポートが得られるようになる時期でもあると考えられます。

（3）高校生ころ

　中学生のころに感じていた聞き取りにくい場面に加え、アルバイトといった社会性が広がることで聞き取りにくい場面が増していく傾向があります。

　高校生ころになると、自分がどのような場面で聞き取りにくくなるのかといった認識がより深まり、「これが自分」と片耳難聴である自分を受け入れていく過程がみられるようになります。自分の進路について考えたり、部活動やアルバイトなどで自分らしさやさまざまな充実感が味わえたりすることで、より自分の難聴について受け入れやすくなるように思います。

　高校生になるとさらに友達との関わりが狭く深くなる傾向があり、いつも行動を共にする友達たちから聞き取りやすい場所を譲ってくれるなどの配慮が受けやすい環境になります。個人差はあるかと思いますが、「高校時代が一番楽だった」と語る当事者もいました。

（4）大学生ころ

　大学生ではこれまでの友達関係が一新され、新たな人間関係を築いていく時期です。またアルバイトやボランティア、研究活動など、一般社会と直接関わる機会が増えてきます。例えば、雑音の中で接客をしなければならない、インカムをつけて会話しないといけない、立ち位置が決まっている作業で難聴側の耳で指示を聞き取らなければならない、音だけで場所を特定して実験や観測をしなければならないなど、自分の力だけでは対応しきれず、周囲の理解や配慮が必要な場面も生じてきます。

　そのため、大学生になって「はじめて聞こえないことで挫折を味わった」と語る当事者もいました。また、就職活動を機に、「難聴者でも健聴者でもない自分とは何か」とアイデンティティについて考える当事者もいました。

　このような自分の片耳難聴と向き合う経験を通して、自分はどのような場面で聞き取りにくさが生じるのだろうか、どのように周囲に伝えたら片耳難聴のことを理解してもらいやすいだろうか、ということを考え、試行錯誤しながら社会へ適応していく方法を身につけていく大切な時期であると思います。

（5）社会人以降

　社会人になると、仕事の上で多様な対人交流が求められ、「飲み会の席での
ガヤガヤした場面で聞き取らなければならない」「電話中に何か指示をされて
も受話器で聞こえる耳がふさがれていて聞き取れない」「上座・下座があって
自分の聞き取りやすい席に座れない」など、社会的に多様な場面において聞こ
えにくさが生じる場面が複雑化していく傾向があります。片耳難聴当事者から
は、「社会が広がっていくと、不便があるなっていう認識が増えていった」といっ
た語りが得られ、**片耳難聴で本当に困るのは社会人になってから**といえるので
はないかと考えています。

　ここで紹介した特徴は、12名の片耳難聴者のインタビューから得られたもの
ので、必ずしも一般化できるものではありませんが、片耳難聴によって困る場
面や片耳難聴に対する認識は、発達の段階によって生活環境や交友関係が変化
することに伴い変容してきます。特に社会人となって対人関係や情報交流が複
雑になるにつれて、聞こえにくさが生じる場面は自分の力だけでは対応しきれ
ないものとなり、片耳難聴による問題が顕在化するといえるかと思います。

　そのため、社会人になるまでに、自分の聞こえの特徴について知り、必要な場
面で周囲へ理解と配慮を求める力を身につける必要があるのではないかと考えて
います。特に生まれつきの片耳難聴の場合、その聞こえが"当たり前"となるた
めに、なかなか自分の難聴につい
て考察を深める機会は多くはあり
ません。つい周りの大人は子ども
たちが困らないように環境を整え
てしまいがちなのですが、子ども
たちが片耳難聴によって悩んだり
考えたり、そこから創意工夫をす
る作業は、大人になるために必要
なステップなのかもしれません。

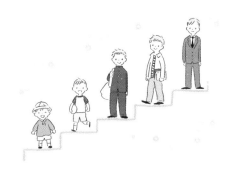

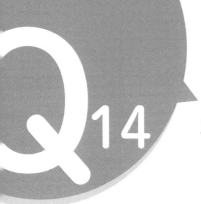

Q14 学校で配慮した方が よいことは？

　学校や幼稚園などの集団の場は、子どもたちの声や机や椅子の音、窓の外や廊下から入ってくる騒音、さまざまな音で溢れています。「騒がしい場面では聞こえにくい」（Q3 参照）片耳難聴の子どもたちにとって、集団の場では聞き取りにくい場面がいくつもあります。

（1）学校生活の中で困ること

　片耳難聴のある大人の方に、小学校生活を振り返ってもらい、どんな場面で困ったことがあったのかインタビューをしました[22]。

・休み時間に友達との会話が聞き取れなかった
・友達から「無視した」「聞いてない」と勘違いされたのが嫌だった
・給食やグループディスカッションが聞き取りにくかった
・先生の話し方によっては聞き取れない授業があった
・授業中は静かなのであまり聞き取りにくいという記憶はなかった
・聞こえない耳を使うルール設定をされて困った
　　　　例：聞こえない方の耳で聞き取らなければならない伝言ゲーム
　　　　　　手をたたく音を頼りに場所を探さなければならないスイカ割り
・聞き取りやすい席を配慮してもらえなかった
・席順が決められていたのは嫌だった（特別扱いされたくなかった）

　片耳難聴のある当事者の経験談では、授業中よりも休み時間の会話で苦労したという声が多くありました。聞こえないために、周りの友達から誤解を受け

てしまったという経験をする人もいます。そんなときに、本人に「頑張って聞かないと」「無視してはダメだよ」と求めるのではなく、周囲の理解を得ていくことが大切といえるでしょう。

（2）学校での配慮事項
❶席順の配慮
　日本耳鼻咽喉科学会学校保健委員会による耳鼻咽喉科健康診断マニュアル（2019年発行）には、片耳難聴のある児童に対して「学習が受けやすい位置への座席配置」「聞こえる耳が教壇の側となる座席を配慮する」と書かれており、片耳難聴の子どもへの席順の配慮が推奨されています。

　例えば、図2-1のように、左耳に難聴のあるお子さんがいるとします。薄いグレーで囲われた箇所で示すように聞こえる右耳が教卓側になるように配慮することが推奨されています。

　ただ、片耳難聴の子どもでは、授業中の聞こえよりもグループディスカッションや、休み時間の会話が聞き取りにくいといった困難さがうかがえます。そのため、隣の席の友達とディスカッションや会話がしやすいように、斜線で塗られた箇所で示すような座席にするような配慮の方がよいかもしれません。

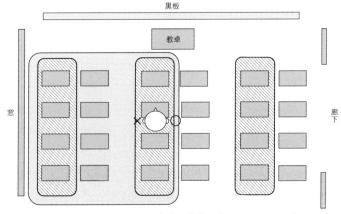

図2-1　左耳難聴をもつ生徒に座席配慮をしたイメージ

あるいは、普段は特に位置を決めていない場合でも、英語のリスニングやオーラルコミュニケーション、入試のときなど、特に聞き取りが重要な時間には聞きやすい席に配慮をすることも可能です。

　先生の声が遠くなりすぎないように前の方の席で、かつ聞きもらしてしまった際に周りのお子さんの様子を見て行動しやすいよう、1番前の席よりも2列目あたりがよいかもしれません。

　ただ、上記のように、当事者からは、「席を配慮してもらいたかった」という声もあれば、「席順が決められていたのが嫌だった」「みんなと一緒に席替えをしたかった」という声もありました。

　もし聞こえにくい場合には、席順を配慮してもらえることを提案しつつ、お子さん本人の希望を聞いてみてください。

❷騒音を減らすための配慮

　学校の中で、聞き取りやすい環境をつくることは、全ての子どもたちにとってより良い環境を提供することになります。聞き取りやすい環境とは、なるべく雑音や反響音を低減させる環境を整えることです。以下に具体的な例をいくつか挙げてみました。

　　・授業中は、窓やドアを閉める。
　　・先生の話を聞くときは、全体に静かにするよう促す。
　　・発言する生徒は手を挙げて1人ずつ、同時に発言しないようなルールを
　　　導入する。
　　・椅子や机の脚に、テニスボールやタオルをつけ、椅子の雑音を減らす。

　片耳難聴があるから配慮をしなければならない、ということではなく、みんなが聞きとりやすい環境を整える「ユニバーサルデザイン」として考えていただけたらと思います。

　しかし、騒音を減らすといっても限界があります。片耳難聴のある子どもた

ちの聞き取りの様子は非常に個人差があり、多少の騒音があっても聞き取れるお子さんや、学校内での聞き取りにとても苦労しているお子さんもいます。

　そんなお子さんの中には、騒音の中での聞き取りを改善するためのワイヤレス補聴援助システム（Q9、Q 17 参照）を使用することが有効なお子さんもいるかもしれません。

❸気持ちへの配慮

　個々のパーソナリティや年齢によっても異なりますが、片耳難聴をきっかけに悩むお子さんもいます。

　片耳難聴の場合は、状況限定的な聞こえの困難という特性のため、手厚い支援をいつも必要としている訳ではありませんが、「何かあったときには、声をかけてね」と一度伝えておくとよいでしょう。

　また、聞こえないことは、いけないこと・隠すことではありませんが、個人的な事柄です。中には隠したがるお子さんもいるかもしれません（Q13 参照）。例えば、席の配置や補聴機器を使う際に、クラスメート全体にも話をする場面があるかもしれませんが、本人と相談なくみんなの前で先生から話すようなことは避けましょう。

　片耳難聴といっても、聞こえ方や受け止め方は人それぞれです。大切なのは、周りの大人は選択肢を提示するまでに留め、最終的には**お子さん本人の意見を尊重する**ようにしましょう。

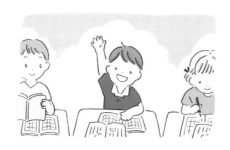

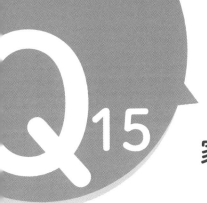

家族ができることは？

　片耳難聴の聞こえの特徴（Q3参照）を踏まえて、片耳難聴のあるお子さんには以下のように関わり方の配慮があるとよいと思います。

（1）聞こえる側から話しかける

　常に聞こえる側に回って話しかけるということではなく、普段の生活の中では正面から自然に話しかけましょう。ただ、横並びで話すようなときには、聞こえる方の耳の側から話しかけます。

　例えば、普段の食卓の並び位置。テレビや換気扇の近くなど、音がする方に聞こえる耳が向いていないでしょうか。できれば、聞こえる耳は家族と会話をしやすい方に向いている席にするとよいかもしれません。

　他にも、電車や飛行機の席、並んで歩くとき、レストランなどの席の場面でも同様です。

（2）家庭の中の雑音を減らす

　片耳に難聴があると、騒がしい場面で聞き取りにくくなります。

　特に、小さなお子さんでは、大人よりも雑音の中での聞き取りが低下することが分かっています[23]。大人であれば、聞き取れなかったことばも前後の文脈で推測することができますが、言語発達途上の子どもであれば、なかなか推測することが難しいためということが一因として考えられます。

　また、雑音の中での聞き取りは、意識を集中させるため疲れやすいこともあります。なるべく聞き取りやすい環境にするために、話をするときは雑音を減らしてあげられるとよいでしょう。

〈家庭の中の雑音を減らすヒント〉
・お子さんと話すときは、テレビや音楽を消す。
・料理や掃除などをしながら話しかけず、いったん手を留めてから顔を見て話す。
・屋外の騒音が入るようであれば、窓を閉める。
・絨毯敷きにしたり、厚手のカーテンをつけたりすることで、音の反響を軽減する。
・食事中に会話をするときは、テレビや音楽はつけない。
・お子さんがテレビを見ているときには、なるべく静かな環境を作る（食器洗いや換気扇の音などを極力出さない）。
・隣の部屋から話しかけず、近くから話しかける。

（3）遠くから声をかけるときには身振りをつける

　片方の耳が聞こえにくいと、どこから音がするのか分かりにくくなります。ショッピングモールや広い公園などで、遠くから名前を呼んだときに、どこから声がしているのか分からずキョロキョロしていることもあるかもしれません。遠くから声をかける場合には、なるべく手を振るなどの身振りをつけて、目で見て分かりやすいように伝えましょう。

　それでも気づかないようなときには、近づいて肩をトントンと優しくたたくなどしてから話しかけてあげるようにしましょう。

　また、左右聞こえない側や後ろから近づいて来る車・自転車の音に気づきにくいということもあるかもしれません。日頃から道路を歩くときに気をつけるポイントを声掛けしてあげられるとよいでしょう（Q12参照）。

（4）注意を促してからことばかけする

　片耳で聞いているために、注意していないと聞き漏らしてしまうことがあります。決して真面目に聞いていないとか、不注意で聞き漏らしてしまうとか、

本人の態度や性格の問題ではありません。

　例えば、テレビを見ているときや、考え事をしているとき、何かに夢中になっているときなど、話しかけても返事が返ってこないことがあるかもしれません。なるべく「ねえねえ」「○○ちゃん」「あのね」と注意を促してから話しかけるようにしましょう。また、視線が合ってから話し始めたり、注意が向かないときは手で合図したり、肩を軽くたたくなどして注意が向いてから話し始めるようにしましょう。

（5）疲れていないかサインを受けとる

　特に、雑音の中での頑張って聞き取ろうとするとき、意識を集中させるため疲れやすくなります。学校生活など、家庭の外では雑音の中で聞き取らなければならない場面は多くあります。

　子どもの場合、疲れている自覚がなくことばにできないことがほとんどだと思います。例えば、今日は外に遊びに行かないで家でゆっくりしたいと言っていたり、いつもよりボーっとしていたり、早く眠くなったり、疲れているかな？というサインを受け取るようにしましょう。

　耳を休めることも大切です。耳の休め方は人それぞれですが、筆者の場合は、テレビをボーっと眺めるという方法で耳を休めたりしています。

　親御さんの方から疲れていることを言語化する必要はありません。「今はちょっと疲れているのかな、少しそっとしておこう」「無理はさせないでおこう」と理解を示してもらえるだけでよいと思います。

（6）聞こえている耳を大切にする

　片耳難聴だからといって、両耳難聴になるリスクが高いという訳ではありません。それでも聞こえている1つの耳は大切にしてあげましょう（Q7参照）。

（7）100％味方でいる

　集団生活の中で、年齢が上がるごとに友人関係に悩みを抱えることがあるかもしれません。聞き取れなくて「無視した」と言われたり、言った言わないでコミュニケーションの齟齬が生じたりすることもあるでしょう。そんなときには「ちゃんと聞かなかったあなたが悪い」ではなく、「そんなことを言ってくる方が悪い」と100％お子さんの味方であってほしいと思います。

（8）本人の意思を尊重する

　難聴をどう感じるか、どんな配慮を希望するかなどは、人それぞれです。席の位置を聞こえる側に配慮してほしい子もいれば、逆に気を遣われたくないと思う子もいます。

　家族が工夫できることを知り、お子さんの様子を見ながら、そして本人と相談しながら、必要なサポートをしましょう。大切なのは、**本人の意思を尊重すること**です。周りの大人ができることは、良かれと思って先回りしてあれこれサポートするのではなく、いくつか可能なサポートの選択肢を提示してあげることです。その中からどんなサポートを選択するかは、本人の意思を尊重できるとよいでしょう。自己選択する過程で、片耳難聴への適切な認識と自分なりの付き合い方を促していくことができるようになります。

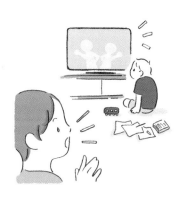

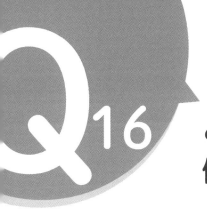

Q16 どうやって子どもに伝えたらいいの？

　特に先天性（生まれつき）の難聴のお子さんの場合、「いつ、どのタイミングで子どもに片耳難聴のことを伝えたらいいか分からない」というご相談をよくお受けします。

　大切なのは、**改まって片耳難聴について打ち明ける必要はなく、普段の生活の中で自然なタイミングで話題に出していく**ということだと考えています。

　以下に、小学校に上がる前に片耳難聴の診断を受け、大人になった4名の事例を紹介します[20]。

Case 1　30歳台・男性（会社員）

　小学生のころに、難聴により友達からからかわれたことがあり、中学生までは自身の難聴について隠していました。中学生以降にはからかう友達もいなくなり、仲の良い友達に難聴のことをオープンにした方が楽だということに気づき、今では自身の難聴については楽観的に捉えています。

　両親（特に母親）からは、聞こえは大丈夫か、道路で危なくないかということを頻繁に声掛けされていました。本人としては、適度な距離感で注意喚起してくれたことに、今では感謝しています。

Case 2　20歳台・女性（パート）

　幼稚園のころに難聴を自覚し、小学生のころには難聴による不便さに気づき始めますが、「人と違うことは恥ずかしいこと」と思い、周りに片耳難聴を開示することなく、また家庭内でも両親に心配をかけまいと振る舞っていました。大学生になって初めて難聴のことを友人に話し、座席や話す場所の配慮をしてもらうことがどんなに楽なことなのか知りました。職場での配慮には限界があるため、現在の職場では難聴について開示していません。

　「片耳聞こえないくらい支障はない」と言われて育ち、幼少期に「難聴のことは人に言うもんじゃない」と母親から言われた影響は大きかったと振り返っています。

Case 3　30歳台・女性（大学教員）

　内緒話が聞こえないことで幼稚園のころには難聴についての自覚はもっていたものの、特に困ることなく過ごしていました。しかし、「可哀想だけど頑張ってる子」という扱いを受けたことはよく覚えていると振り返っています。大学生以降には、聞こえないことで空気が読めない子と思われていないかどうか、周囲の評価を過剰に気にするようになりました。"障害者レッテル"のようなものを貼られたくなくて、なるべく難聴であること伝えて理解してもらった方がよいとは思いつつ、慎重に相手を選んで開示するようにしています。

　両親からは、難聴により人としての評価が下がってしまうことを心配して、とにかく勉強を頑張れと言われて育ちました。両親の心配の矛先に違和感を抱き、難聴による悩み事などは話したことがありませんでした。

Case 4　20歳台・女性（職業：医療事務）

　大学を卒業して就職するまで、片耳難聴による不便さを自覚することなく過ごしてきました。そのため、就職した今でも生活の中で難聴をカバーするために工夫していることは特になく、考えたこともありませんでした。難聴のことを周囲に伝えてはいるものの、職場での理解は得られず、聞き取りにくさを理由に転職を繰り返しています。

　家族の中でも特に母親から「あなたは普通の子」と言われて育ち、家庭内で片耳難聴についての話題になったことがありませんでした。難聴の話題がタブーとなっている雰囲気を感じていました。

　Case 1 では、日常的に家庭内で難聴の話題が挙がり、本人なりには難聴によって辛い思いをすることはありつつも、今では難聴をオープンにしています。Case 2 では、「難聴のことは人に言うもんじゃない」という母親の教えに従い、大学生になるまで誰にも悩みを打ち明けることができませんでした。Case 3 では、難聴によって人としても評価が下がることを心配した両親の影響を受け、自身も人からの評価を気にするようになっています。Case 4 では、家庭内で難聴の話題はタブーという雰囲気があり、就職するまで自身の片耳難聴と向き合う機会がないままに大人になってしまいました。

　このように、お子さんが小さいころに、ご家族が難聴に対してどのように受け止めていたかが、将来大きくなったときの片耳難聴に対する価値観や認識に影響を及ぼすといえます[24]。

　例えば、家庭の中でオープンに難聴のことが話題になる家族の中では、自身の難聴に対してオープンな認識を抱き、難聴の話題をタブーのように扱っている家族の中では、自身の難聴に対してネガティブな認識を抱くようになります。

　片耳難聴のことを改まって打ち明けるという行為は、片耳難聴が重大なことであり話題にしにくいデリケートな問題と扱っているということになりかねません。そのため、お子さんからすると「あまり口にしてはいけないものなのか

もしれない」という認識を抱かせるきっかけになる恐れもあります。

　片耳難聴は自分から「こっちの耳が聞こえにくい」と打ち明けないと周りには伝わりません。配慮を求めるか・求めないかは本人が決めるものですが、困ったときや必要なときに「こっちの耳が聞こえにくいから、そっちの席に座らせてほしい」など周囲へ配慮を求める力は、自分を支えるスキルの1つとなります。

　特に改まって片耳難聴について話す必要はありません。例えば、電車の中で並んで座るときに「○○ちゃん、こっちの耳の方が聞こえやすいから、ママこっちの席に座るね」と日常生活の自然な流れの中で、片耳難聴のことを話題にしてみるとよいでしょう。他にも、道路でどのように注意して歩いたらよいか（Q12 参照）、日頃から注意を促すような声掛けをすることも、難聴をオープンに話題に出すことにつながると思います。

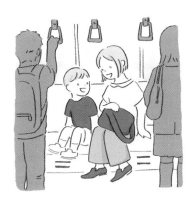

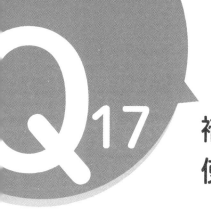

補聴器は
使った方がいいの？

　片耳難聴者向けの補聴機器についての概要を前述しました（Q9 参照）。子どもたちにも補聴機器を使用した方がよいだろうかと疑問に思うかもしれません。現在の日本では、片方の耳が正常であれば補聴機器の使用は積極的に推奨されているわけではありません。前述したように、それぞれのデバイスにはメリット／デメリットがあり万能ではない上に、良い方の耳で正常な聞こえの像があるがゆえに、かえって補聴機器を通した音に違和感が生じることもあるでしょう。ただ、使いかた次第では、有用な場合もあります。

　欧米では、両側難聴と同様に早期（0 歳台）から補聴機器の装用を奨励する動向があります。あくまで筆者個人の考えですが、子どもの片耳難聴では、必ずしも早期に補聴機器を導入する必要はないと考えています。小学生以降に、**本人からの訴えや困り感やニーズに合わせて補聴機器の導入を検討できるとよい**のではないかと考えています。

　それぞれのデバイスの特徴を知り、必要に応じて使用を検討できるとよいでしょう。

（1）ワイヤレス補聴援助システム

　子どもたちの教育現場で最も一般的に使用されているデバイスです（詳細はQ9 参照）。授業中の聞き取り改善に効果が期待できます。教室内は想像以上に雑音に溢れています。先生に送信機を装着してもらい、子どもの聞こえる方の耳に受信機を装用します。先生の話し声が、雑音を介することなくダイレクトに聞こえる耳に届けることができます。

　ただ、ダイレクトに耳に届くのは送信機を装着している話者の声のみで、グ

ループディスカッションや休み時間の会話など、話者が複数いる場面では、効果に限界があります。

> **Case 5　小学5年生・女児**
>
> 　5歳のときにおたふくかぜにかかり、左耳が聞こえなくなりました。難聴側の聴力は重度です。地域のコミュニティが小規模なため、小学校は1学年1クラスしかなくみんな幼稚園からの友達で、本人の片耳難聴のことはみんな知っています。しかし、聞き返したときに「もういいよ」と友達から言われたことをきっかけに友人関係に消極的になり、授業中の声も聞き取りにくさを訴えるようになりました。
>
> 　病院を受診し、ワイヤレス補聴援助システムとCROS補聴システムについてガイダンスを受けた上で、本人の希望により試聴を開始しました。
>
> 　CROS補聴システムは、静かなところで会話をすることが多いのであまり効果を感じなかったけれど、ワイヤレス補聴援助システムは授業中の聞き取りがとても良くなり（本人の主観では50点から98点に向上）、学校生活での自信につながりました。

　上記のCaseでは、補聴機器の購入を目的に介入を行ったわけではなく、本人の悩みに寄り添い、解決策を一緒に考えることを通して、本人なりに折り合いをつけ自信につながったのではないかと考えています。解決策を考える上で、補聴機器の情報提供が1つのきっかけとなりました。

（2）CROS補聴システム

　聞こえにくい耳に送信機、聞こえる耳に受信機を装用することで、難聴側の聞こえを補うデバイスです。形は軽度難聴者用の補聴器と同じです。難聴側の席の話し声が聞き取りにくいときに効果があります。

　ただ、雑音の多い場面ではかえって良い方の聞き取りを妨げてしまいます。CROS補聴システムは、必要な場面で必要に応じて装用する場面装用が前提の

デバイスのため、どんな場面で聞き取りにくくて、どんな場面で効果があるか、自分で判断して使い分ける必要があります。そのため、小さい子どもでは装用が難しいかもしれません。アメリカのとある病院のガイドラインでは8歳以上の装用が推奨されていますが、実感としてはもう少し大きいお子さんでないと難しいのではないかと考えています。

Case 6　中学2年生・女児

　小さいころより片耳難聴があり、発症時期は不明です。難聴側の聴力は重度ですが、小学生のころまでは不自由さを感じることなく過ごしていました。中学校に入学してから新しい友達が増え、授業によって先生が異なることで聞き取りにくさを実感するようになりました。

　病院にて、ワイヤレス補聴援助システムとCROS補聴システムのガイダンスを行いました。ワイヤレス補聴援助システムは授業のたびに先生に送信機を渡すのが嫌だということで、CROS補聴システムのみ試聴をすることにしました。

　CROS補聴システムを使用することで難聴側の友達の声が聞き取りやすくなり、授業中にちょっと聞きたいことがあるときに便利だった、グループディスカッションのときも聞き取りやすくなったという感想でした。授業中の先生の声については、座席を前方に配慮してもらうことで改善することができました。

（3）一般的な補聴器

　聴力レベルや難聴の種類によっては、難聴側の耳に補聴器を装用することができます（Q9参照）。聴力レベルが70dB未満の軽度～中等度難聴で、特に伝音難聴や混合難聴であれば補聴器の効果が大きい可能性があります（難聴のタイプについてはQ5参照）。ただ、70dB以上の高度～重度難聴や感音難聴では、補聴器の効果が乏しい場合があります。聴力レベルや難聴のタイプ、原因については、主治医に確認してみましょう。

（4）骨導補聴器

　伝音難聴の場合、特に小耳症といって生まれつきの耳介の形成不全があり、一般的な耳かけ型の補聴器を装用できない場合には、骨導補聴器といって骨伝導を使って音を内耳に直接届ける補聴器が有効な場合があります。

　従来の骨導補聴器はカチューシャの形をしていて、耳の後ろに骨導端子が当たるような構造になっています。最近では、肌に優しいシールで耳の後ろの皮膚に直接貼るタイプの骨導補聴器や、軟骨伝導補聴器といって耳介（耳たぶ）に貼って使用する新しいデバイスも発売されています（ただし、高額で入手できる医療機関は限られています）。

　感音難聴の場合には、内耳が障害を受けているため骨導補聴器で両耳聴を実現することはできません。BAHA の原理で聞こえている方の耳の内耳に音を届けることはできます（BAHA の原理については Q9 参照）。

　片耳難聴の場合、補聴器購入に際して福祉的なサービスを受けることができず、購入は全額自費となります。そのため、購入前には十分にガイダンスを受け、デバイスごとのメリット／デメリットを十分理解した上で一定期間試聴をし、費用対効果を考慮した上で購入を検討することをお勧めします。

　18 歳未満のお子さんの場合、自治体によっては「軽度中等度難聴児補聴器購入助成事業」により購入の際に補助を受けることができる場合があります。ただし両側難聴のお子さんを対象にした事業のため、両耳難聴でないと認められない場合や、自治体によっては実施していない地域もあります。また所得制限もあります。申請には医師の意見書が必要となるため、購入を検討したい場合には、主治医に相談してみてもよいかもしれません。

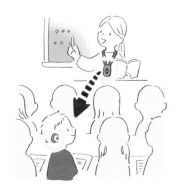

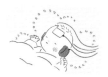

コラム ②

片耳難聴と新生児聴覚スクリーニング検査

　新生児聴覚スクリーニング検査（通称、新スク）とは、生まれたばかりの赤ちゃんが聞こえているかどうかを確認するための検査で、出産した医療機関で退院までの間に検査が行われます。赤ちゃんが眠っている間に小さな音を聞かせて、脳の反応や（AABRと呼ばれる検査）や内耳の中の細胞の音（OAEと呼ばれる検査）などで計測をします。結果は「パス／リファー」で表され、「パス」は聞こえの反応があったことを示し、「リファー」は反応が確認できなかったため、詳しい検査が必要であることを示します。

　両方の耳に難聴があるとことばの発達に影響を及ぼします。両耳難聴のお子さんを早期に発見し、早期に支援につなげるために、新スクは始まりました。

　そして、この新スク導入に伴って、両耳難聴のお子さんだけでなく、片耳難聴のお子さんも生まれてすぐに発見されるようになりました。新スク導入前では、片耳難聴のお子さんを早期に発見することは難しく、多くは就学前の健診で発見されていました。他にも、祖父母からの電話（聞こえない耳に受話器を当てて「おじいちゃん何も話してない」と言う）や幼稚園での内緒話（あえて聞こえる耳をグッと向けている様子で気づく）などで偶然発見されていました。つまり、ある程度成長した時期に発見されていました。

　早く発見されることは悪いことではないのですが、生まれたばかりのこれからどうやって子育てをしていくのか、どう成長していくか、全く見通しのつかない不安な時期に発見されるようになってしまい、片耳難聴のお子さんの親御さんの不安な気持ちは大きくなってしまったように思います。「片方聞こえるから発達には問題ありません」と医療機関で言われてしまうことが多いのですが、片耳難聴のお子さんの親御さんへの適切な情報提供が必要であると思っています。

第 3 章

大人の片耳難聴

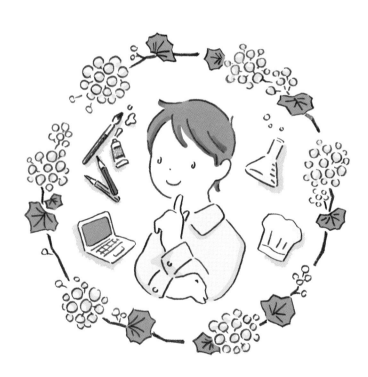

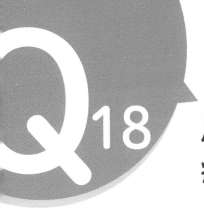

片耳難聴を発症する
病気って？

　第1章では難聴の原因の概要について、第2章では子どもの難聴について解説をしました。第3章では後天的に（ある程度成長してから）発症する難聴の原因について解説していきたいと思います。

　片耳難聴の原因となる疾患はとてもたくさんあります。中でも割合の多い疾患について概要を説明していきます。

（1）突発性難聴

　後天的に発症する片耳難聴の原因として最も多く、頻度は人口10万人あたり30人程度と報告されていますが、近年増加傾向にあります[7]。突発性難聴という名前の病気があるようなイメージを抱くのですが、実は「突然発症する感音難聴のうち原因が明確でないものの総称」が突発性難聴です。通常は片耳のみで発症します。難聴の程度はさまざまです。ウイルス感染や内耳の循環障害やストレスなど、原因の仮説は報告されていますが、はっきりと分かっていません。再発しないことが特徴とされています。難聴だけでなく、耳鳴りやめまいを伴うこともあります。

　突発性難聴の治療については、発症から早ければ早いほど効果があるといわれています。難聴の程度によって治療法はさまざまで、特効薬があるわけではなく、治療で改善がみられない場合もあります。

（2）メニエール病

　ぐるぐる回るようなめまい（回転性めまい）と、片耳の難聴や耳鳴りを主症状とする病気です。繰り返すめまいが特徴です。突然、激しいめまい発作が起

こり、めまいが治まると難聴や耳鳴りは元の状態に戻りますが、めまい発作を繰り返すたびに、少しずつ難聴が悪化していきます。頻度は10万人に対して15人程度といわれており、30〜40歳台の女性に多いとされています。

　メニエール病の原因は、内耳の中を充満しているリンパ液が過剰になって水ぶくれの状態（内リンパ水腫）になっていることによるとされています。ただ、なぜ内リンパ水腫が起こるのか分かっていません。

　治療は、内リンパ水腫改善のための薬を服用することが一般的です。ただ、症状は繰り返し起こるため、日常生活においてストレスや疲労をため込まないようにすることが大切とされています。

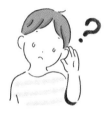

（3）中耳炎

　中耳炎は小さい子どもに多い病気というイメージがありますが、大人でも発症します。中耳炎は、耳の構造の中耳という鼓膜の中の空間（Q5参照）で起こる病気で、いくつかタイプがあります。

❶急性中耳炎

　中耳炎の代表格で、風邪などをきっかけに中耳に細菌が侵入して炎症を起こすものです。痛みや発熱を伴うのが特徴です。抗菌薬の服用により1週間程度で治ることが一般的です。

❷滲出性中耳炎

中耳に滲出液という液体が溜まるものです。発熱や痛みはなく、症状は難聴のみです。滲出液が溜まることで鼓膜がうまく振動できなくなるため聞こえにくくなります。両耳で起こることが多いですが、片耳の場合もあります。治療では、まずは投薬を行い、効果がみられないときには、中耳の中を換気して滲出液が流れるようにするために、鼓膜を切開したり鼓膜に小さなチューブを埋め込む手術を行います。

❸慢性中耳炎

急性中耳炎の治療を怠ったり再発を繰り返したりした場合に、鼓膜に穴が残った状態になります。鼓膜に穴が開いているため、難聴や耳漏といった症状が出ます。鼓膜を閉じるために、鼓膜形成術や個室形成術といった手術を行うことで改善することができます。

❹真珠腫性中耳炎

鼓膜に真珠のような塊ができる病気で、周りの骨や組織を破壊しながら大きくなっていくため、中耳炎の中でも特に厄介な病気です。初期には耳が詰まったような感じがあり、真珠腫が大きくなっていくと鼓膜や耳小骨が破壊されて伝音難聴を生じ、さらに内耳にまで進展していくと感音難聴やめまいなどを引き起こします。治療は、手術で真珠腫を取り除くことで、早期に発見し早期に取り除くことが大切です。

（4）聴神経腫瘍

耳から脳へつなぐ神経（聴神経）に生じる腫瘍のことで、良性の脳腫瘍です。頻度は10万人に1人程度といわれています。ほとんどが片方の聴神経のみで発症します。腫瘍はゆっくりと時間をかけて大きくなっていきます。腫瘍の大きさには関係なく、難聴は徐々に進行していくことが多いとされています。難聴だけでなく耳鳴やめまいを伴う場合もあり、腫瘍が大きくなると顔面神経麻

痺を伴うこともあります。

　症状や通常の聴力検査だけでは聴神経腫瘍を発見することはできず、造影剤を使った MRI で撮影しないと分かりません。

　治療法は腫瘍の大きさや難聴の程度などを考慮し、経過観察を行うのか手術や放射線治療を行うのかを選択します。腫瘍が大きくなって脳に触れたり脳を圧迫したりする場合には、将来的に致死的な状況になることを防ぐために手術が必要となります。手術で腫瘍を切除することによって、聴神経が傷ついてしまうと全く聞こえない状態になります。

（5）ムンプス難聴

　いわゆる "おたふく風邪" にかかったあとに発症する難聴のことです（Q10参照）。おたふく風邪は小さい子どもがかかるイメージがありますが、大人でも罹患します。特に小さい子どもを育てている 30 〜 40 歳台の世代に多いという報告があります[12]。ムンプスによる難聴のほとんどは片耳のみで発症し、高度から重度の感音難聴であり、治療法はありません。中には、不顕性感染といって、発熱や耳下腺（耳の下あたり）の腫れといった症状がなく、おたふく風邪にかかったことに気づかないうちに、ムンプス難聴を発症することもあります。

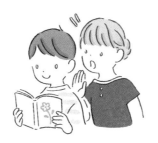

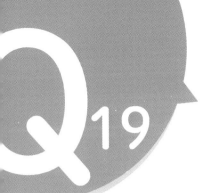

どんな場面で困るの？

　片耳難聴があると以下の3つの場面で聞き取りづらくなることを解説してきました（Q3 参照）

> （1）聞こえにくい方から話しかけられると分からない
> （2）騒がしい場面では聞こえにくい
> （3）どこから声がするのか分からない

　常に聞き取れないわけではないけれど、限られた場面で聞こえにくくなるというのが片耳難聴の聞こえの特徴です。

　また、幼少期よりも大人になってから、特に社会人になって仕事をするようになって聞こえにくさが生じる場面が複雑化していく傾向を解説しました（Q13 参照）。そこでここでは、職業場面で生じやすい困りごとについて例を挙げていきたいと思います。

（1）聞こえにくい方から話しかけられると分からない（難聴側聴取）

　片耳難聴があると聞こえやすいポジションがあり、話す位置の影響をとても大きく受けます。自分でポジションを選べる場面であれば、積極的に聞こえやすい場所をキープすることができますが、社会人になると、特に日本においては**上座・下座**が決まっており、必ずしも自分が聞き取りやすいポジションをキープすることができません。うっかり目上の人が聞こえにくい耳の方に座ってしまったりするような場面では、意識を一生懸命聞こえない方に向けるため疲れてしまうのではないでしょうか。

また、**電車の中や車の中**など、並んで座ることが決まっている場面においても、どちらの側の席をキープできるかによって聞き取りやすさが変わります。左耳が難聴の場合、運転しながら助手席の人と話すのが大変になることがあるかと思います。

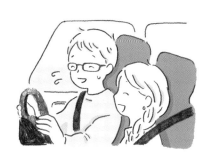

他にも、**電話中の声掛け**に反応できないということがあります。聞こえている耳を受話器でふさがれているため、電話中の声掛けには聞こえにくい耳の方で対応しなければならなくなります。一旦受話器を離す、メモで指示をしてもらうという対応が必要です。

（2）騒がしい場面では聞こえにくい（騒音下聴取）

片耳難聴の当事者の中で、一番聞こえにくいとよく話題に挙がるのが飲み会の席です。ガヤガヤと話し声がうるさい中で会話をしなければならない場面で、騒がしい場面で聞こえにくい片耳難聴にとっては辛いシチュエーションです。飲み会の席という楽しい場で「片耳聞こえにくくて……」とは打ち明けにくく、話の流れで「えっ？」とは聞き返しにくい雰囲気もあります。

工場や作業場などの騒音下はもちろんのこと、オフィス内の人の話し声がするガヤガヤした空間や、コピー機などの機械音がする場所の近くでも聞き取りづらさが生じます。

複数人が同時に話すような会議では、1人の話者に注目することができず、聞こえづらい側に座っている人の話を聞き取ろうと注目していたら、急に反対側の人が話し出したり、その逆であったりすると

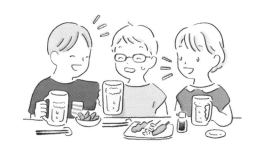

話についていけなくなる場合もあります。さらに、**声が反響する部屋**ではより一層聞き取りづらくなります。近年急速に増えてきたオンライン会議の方が、話す人はマイクをオンにする必要があるため話者が1人ずつになり、話す人の場所に左右されないため楽になったという人もいます。

（3）どこから声がするのか分からない（音源定位）

遠くから呼び止められたときに、声がするのは分かってもどこから誰が話しているのか分からないということがあります。他にも、電話や機械音がしたときにそれが**どこから鳴っているのか**分からず対応が遅れてしまうということもあります。音がするのは分かってもそれがどこから鳴っているのか分からないために、音の正体が分からず不安になるということもあるかもしれません（例えば、機械の異常を知らせるアラーム音など）。両耳聞こえる人にはすぐ音の場所が判別できるのに、なかなか分からずキョロキョロしている様子を見て、「天然だね」と笑われたり、「ボケてる？」と思われたりすることもあるかもしれません。

　以上のように聞こえにくさが生じる3つの場面で、仕事上困ることの具体例を挙げてみました。他にも以下のような場面もあるかもしれません。

（4）呼びかけに気づかない

　片耳のみで聞き取っているため、何か他のことに集中していると周りからの呼びかけや音に気づきにくいことがあるかもしれません。ときに「集中力のある人」という評価を受けることもありますが、「無視している」「聞いていない」と誤解を受けることがあるかもしれません。

（5）聞くことに集中して疲れる

　雑音の中で頑張って聞き取ったり、聞こえにくい側にいる人の話を必死に聞き取ったりすることは、想像以上に集中力を要します。集中して聞かなければ

ならない場面から解放されたときに、どっと疲れてしまうということがあるか
もしれません。

（6）片耳難聴について理解されない

　常に聞こえにくいわけではなく、限られた場面でのみ聞こえにくさが生じる
ため、普段問題なく聞こえているように周囲から見られることが多いです。そ
のため、なかなか片耳難聴について理解されないこともあるかもしれません。
また、「片耳に難聴がある」と周囲に伝えていても忘れられてしまうことも多
いかと思います。

　中には、片耳難聴のことを周囲に伝えることで「障害者手帳を見せるように」
と指示をされたり、「難聴があるとは思えない」と否定されたり、就職や評価
に影響が出てしまったりと、まだまだ社会の理解が得られていない状況がある
ことは否定できません。

　難聴によって聞こえにくさが生じることよりも、周囲や社会からの理解が得
られないことの方が、片耳難聴の当事者にとっては辛いことかもしれません。

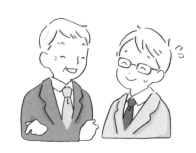

　ここで紹介した片耳難聴によって困る
場面の具体例は、あくまで一例にすぎま
せん。聞こえの環境や周囲から求められ
ていること、聞こえの能力は人それぞれ
だと思います。

　ただ、ここに挙げた例を通して、自分
の聞こえ方の特徴について知るきっかけ
になればと思います。

Q20 どんな工夫をして生活をしているの？

　片耳難聴との付き合い方は、人それぞれです。片耳難聴との付き合いが長い人もいれば、つい最近からという人もいるでしょう。長年、片耳難聴と付き合っていると、聞こえにくい場面での対応方法や工夫を自然と身につけている人も多いのではないかと思います。

　ここでは、子どものころから片耳難聴のある4名の方を対象としたインタビューの結果[26]をもとに、片耳難聴のある人が日常生活の中でどのような工夫をしているのか紹介します。

・聞こえやすい席や立ち位置に移動する、キープする。
・話している人の方に顔（耳）を傾ける。
・話している人の口元をよく見る。
・こんなことを話しているのかなと一生懸命考える。
・声がしたらキョロキョロしてみる。
・音の場所が分からないときは、耳を傾けて移動してみる。
・「こっちの耳が聞こえない」と伝えて、場所を移動させてもらう。
・「今は聞こえない」と言って、話は後にしてもらう。

　上の6つを「自己努力系の対応」、下の2つを「他者依頼系の対応」と勝手に命名してみました。

（1）自己努力系の対応
　「聞こえやすい位置のキープ」という対応は"片耳難聴あるある"ともいえ

るでしょう。難聴側に人が来ないように、聞こえる側に人が来るようにするといった場所取りは、飲食店や会議など複数の人で席につくときや、隣同士で並んで歩くときなどに行われています。

　また人と話すときに、聞こえる方の耳を傾けたり、口元をよく見たり、何を話しているのか推測したり、うるさい場所などで聞こえにくいときには、集中して頭フル回転して疲れる……という方もいるかもしれません。

　どこから音がするのか、片耳難聴では音源定位ができなくなります。例えば遠くから名前を呼ばれたときなどは、とにかく振り返ったりキョロキョロして自分の方を見ている人がいないか視覚的に確認したりします。他に、携帯電話の着信音は聞こえるけれどどこにあるのか分からないときなどは、耳を傾けながら移動してみて、音が大きくなる場所を探すということもあります。

　さて、前述したように、聞こえづらいときに無意識に相手の**口元を見る**という方もいるかもしれません。では、口元を見る効果はどれほどあるのでしょうか？

　筆者は、言語聴覚士を目指す学生への講義の導入で、「両耳に耳栓を入れてことばの聞き取りの模擬検査」をやっています。過去4年間の計125名の学生（両耳が聞こえる学生に、両耳に耳栓を入れて模擬難聴状態にて検査）では、口元を隠すと57.0%、口元を見せると73.7%という結果でした。

　つまり、両耳聞こえに問題がない人でも、聞き取りづらい場面においては、口元を見て話すとことばの理解が向上するという効果があります。

　では、相手の口の動きが読み取れる能力、いわゆる"読唇術"を身につけることができれば便利です。しかし、日本語の基本的な口の形は以下の6種類しかなく（図3-1）、**口の動きだけで話を理解することはまず無理**です。

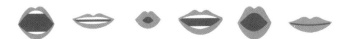

図3-1　日本語の基本口形

そもそも「**読話**」とは、話し手の口の動き、表情、身振り、会話場面の状況を視覚的に読み取ることに加え、前後の文脈、話し手との関係などをヒントに推測して話の内容を理解する方法です。唇の動きを読む読唇術よりももっと広い意味で使用されていることばです。

　口の動きだけでなく、前後の文脈や相手との共通の話題などから推測して話を理解する読話の力は、とても**個人差が大きい**といわれています。

　では、片耳難聴のある人の読話の能力はどうなのでしょうか？　子どものころから片耳難聴のある 4 名の方に、唇の動きだけで単語が理解できるのかテストをしてもらいました（図 3-2）[25]。

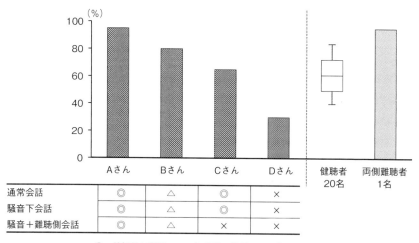

	Aさん	Bさん	Cさん	Dさん
通常会話	◎	△	◎	×
騒音下会話	◎	△	◎	×
騒音＋難聴側会話	◎	△	×	×

◎：積極的に活用、△：無意識に使用、×：使用しない

図 3-2　片耳難聴者の読話回答結果

　結果、片耳難聴のある人の読話能力は個人差が大きく、両耳が聞こえる人の平均と比較して差はみられませんでした。同じテストを先天性の両耳が難聴の人にやってもらったところ、片耳が難聴の人よりも良好な結果となりました。

　さらに、普段どれくらい読話を使用しているかインタビューしたところ、最

も読話成績の良かった A さんは意識的に口元を見るようにしており、最も成績の悪かった D さんは全く口元を見ることはしていないようです。読話成績には普段から、意識的に相手の口元を見る習慣が関係しているかもしれません。しかし、B さんは無意識に口を見ているかもしれない、ということで、結局のところ個人差が大きいといえるかと思います。

　聞こえにくいとき、少し意識して相手の口元を見てみると、話が分かりやすくなることもあるかもしれません。ただし、「読話」は口の動きを読むことではなく、前後の文脈や相手との関係や知識などを総合して推測することが重要です。口の動きだけで読み取ろうとすると、かえって頭が混乱するかもしれないので要注意です。

（2）他者依頼系の対応

　自己努力ではどうしても聞こえやすい位置をキープできないときには、周りに**移動させてもらえるようお願い**することもあるかと思います。また、周りがうるさすぎてどうしようもないときには「今は聞こえない」とハッキリ伝え、後で話してもらうという方もいましたが、これは相手と関係性も大事です。

　「他者依頼系の対応」をする前提として、**相手に自分の難聴について開示（カ**ミングアウト）する必要があります。 この難聴の開示（カミングアウト）については後述します（Q21 参照）。

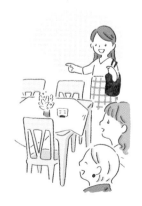

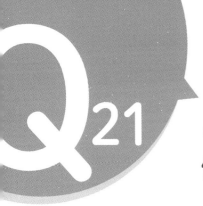

Q21 どうやって周りに伝えたらいいの？

聞こえにくいときに、自己努力系の対応ではカバーできないときもあります。例えば、聞こえる位置を自分で確保できなかったときは、聞こえる位置に移動させてもらえるよう周りの人にお願いすることもあるかと思います。

そのような「他者依頼系の対応」をする前提として、相手に自分の難聴について**開示（カミングアウト）**する必要があります。

難聴を人に伝えることついて、片耳難聴者 135 名にアンケートを取ってみました。「周りの人に自分の片耳難聴のことを話した方がいいと思うか」について、75.6％の人が「あてはまる」もしくは「非常にあてはまる」と回答していました [1]。多くの人が「話した方がよい」と認識しているようです。

自分の聞き取りやすい場所をキープするためには、自己努力だけではどうしようもない場面があります。そのとき、片耳難聴は外見では分からないので「私は片耳に難聴があります」と言わないと周りには伝わりません。そのため、周りに開示し、依頼する必要性を感じている人は多いようです。

一方で、「片耳難聴のことを周りに話しても、忘れられてしまうことが多い」という質問にも 71.1％と多くの人が同意していました [1]。片耳難聴者 10 名にインタビューした調査でも「自分の難聴のことを打ち明けるときに最もネガティブな感情になる」という指摘もあります [3]。

「どうせ話しても忘れられてしまうし……」「場の空気を考えたらちょっと話しづらいな……」など、自分の難聴について開示するのは、ちょっと気が引けるという方は多いかもしれません。

では、片耳難聴のある方はどれくらい自分の難聴のことを周りに話しているのでしょうか。

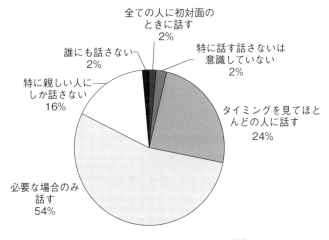

図 3-3　片耳難聴者の開示の範囲 [1]

出典：岡野由実, 原島恒夫, 堅田明義：一側性難聴者の日常生活における聞こえの問題と心理的側面についての
　　調査 ―ソーシャルネットワーキングサービスを利用して―. Audiology Japan, 52(4): 195-203, 2009

　多くの片耳難聴者は「必要な場合のみ話す」（54.1％）という結果でした（図3-3）。少数派ですが、中には「全ての人に初対面のときに話す」「誰にも話さない」という人もいました。

　アンケートの自由記述では、以下のような意見もありました。

・今は聞こえないことをオープンにした方が「聞こえていない」と分かってもらえて楽だ。そう思えるまでは、ただ聞こえたふりをしていることもあった。（31歳女性）

　周りの人全員に片耳難聴のことを言う必要はないかもしれませんが、必要な場面で必要に応じて開示（カミングアウト）できる方が楽という意見が多かったです。

　一方で、以下のような意見も少数ですがありました。

・両親以外の人には片耳が聞こえていないということを話していない（話す勇気がない）。友人と深く関わることで知られてしまうのではないかという不安があり、ある程度距離を置いて付き合っている。（22歳女性）

片耳難聴により人間関係の形成にも影響を及ぼしてしまう人もいるのかもしれません。

　片耳難聴のことを相手に開示して配慮を依頼するといった対応方法は、相手の受け入れ方次第というところが難しいところなのかもしれません。

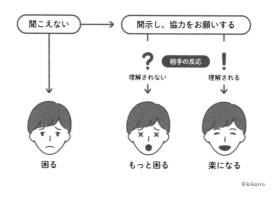

©kikoiro

　では、相手に受け入れてもらいやすいように、どのように伝え方を工夫しているのでしょうか。

　片耳難聴者へのインタビュー調査から以下のような意見が挙がりました[20]。

・相手も重く考えてほしくないですし、あんまり相手の負担にもさせたくないので（中略）軽く伝えるようにはしていますね。そんなに気にしなくていいよ、みたいな。（20歳台、男性、大学生）

・身近にいて接することが多い人には、特にちゃんと言うけれども、そうでもないときは割と。それで過ぎ去るのなら、やり過ごせるなら言わないときもありますね。（30歳台、女性、医療職）

・聞こえないときとか。「ん?」ってなったときに「俺、こっち聞こえないから、もう1回」みたいな。それが一番多いと思いますね。（20歳台、男性、専門学校生）

「軽く明るく伝える」「身近で必要な人には伝える」「聞こえにくいことが生じるタイミングで伝える」ということが、周りの人に理解してもらいやすくなるポイントかもしれません。

あわせて、ただ「難聴がある」と伝えるだけでなく「こっち座らせてほしい」「もう1回言ってほしい」と**具体的にどうしてほしいか伝えること**も大切だと思います。

開示した方がいいのは分かっているけれど、なんだか言いにくい、どのタイミングで言おうかドギマギする……という気持ちは多くの片耳難聴のある人が抱いている感情であり、片耳難聴ゆえの悩みなのかもしれません。

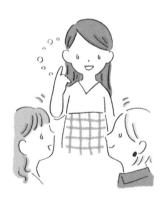

Q22 仕事選びのポイントは？

　「片耳難聴があってもできる仕事ってありますか？」「片耳難聴に向いている仕事ってありますか？」といったご質問を受けることがしばしばあります。質問者の背景は、先天性の片耳難聴のあるお子さんを持つ親御さん、これから職業選択をする思春期の片耳難聴のあるお子さん、すでに職業に就いているけれど転職を考えている成人、最近片耳難聴になったばかりでこれまでの仕事を続けていけるか悩んでいる方などさまざまです。片耳難聴による困りごとは、職業場面で多く経験します（Q13参照）。仕事選びに慎重になるのは無理もないといえるかと思います。

　しかし、片耳難聴があるからといって職業選択の幅を狭める必要はないと考えています。はなから「**片耳難聴でもできること／片耳難聴だとできないこと**」**という視点で入る必要はありません。**

　まずは、「**自分が何をやりたいのか**」という視点で**職業選択を考えましょう。**その上で、片耳難聴によって支障が出る場面を考え、どのように工夫すればカバーできるのか、周囲の配慮があればカバーできるのかを考えていけるとよいと考えています。

　ただし、安全確保などの観点から、「聴覚の条件」を設けている仕事もあります。例えば、鉄道の運転士、小型船舶操縦者・海技士、パイロットや客室乗務員など航空機操縦・業務、地方公務員・国家公務員の一部（自衛官、警察官、消防士など）が挙げられます。これらは「片耳難聴だからダメですよ」と明記されているわけではなく、自治体や各企業の就業規則などによっては、聴力の程度でクリアできる可能性や、聴覚だけでなく「総合的な判断」で検討するとしているものもあります。時代によってもこういった「欠格条項（身体的な障

害により制限を定めるもの)」を撤廃する動きもあり、就労を検討する際には、必ず最新情報を調べ、関係機関に直接問い合わせることをお勧めします。

　では、片耳難聴によって支障が出る場面には、どのような場面があるでしょうか。片耳難聴では、（1）聞こえにくい方から話しかけられると分からない、（2）騒がしい場面では聞こえにくい、（3）どこから声がするのか分からない、といった聞こえの特徴があります。

　（1）聞こえにくい方から話しかけられると分からないため、具体的には難聴側にお客さんや上司がいる（例えば、タクシーの運転手など）など、難聴側から常に話しかけられるようなシチュエーションでは困るかもしれません。他には、インカムを装用しながらの接客にも工夫が必要になるかもしれません（例えば、インカムを浮かせておいて音がしたときだけ装着する、骨導イヤホンを使用するなど）。

　（2）騒がしい場面では聞こえにくいため、周りがガヤガヤした中で仕事をしなければならないような環境（例えば、工場内で指示を聞く、飛行機や電車などの乗り物内での接客など）には困難があるかもしれません。

　（3）どこから声がするのか分からないため、音だけで場所を特定しなければならない作業（例えば、アラーム音を聞いて複数ある機械を特定して操作する、生き物の鳴き声を聞いて遠くから観察するなど）には、あまり向かないかもしれません。

　片耳難聴によって就労上不便なことも少なくないかもしれません。仕事の内容によっては就労の継続が難しくなることもあるかもしれません。そのようなときに「片耳難聴のせいで諦めた」と思うか、**「自分でこの仕事を選んだ」**と思うかで、気持ちの持ち方が違うのではないかなと思います。

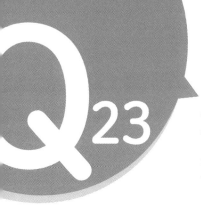

Q23 就職活動で気をつけることは？

　就職活動で悩むこと。「片耳難聴について開示するべきか」という相談は非常によく受けます。「言ったら採用に影響が出るのではないか」「言わなかったら後々になって『なんで言わなかったんだ』と怒られるかもしれない」。そんな心配を抱く片耳難聴者はとても多くいらっしゃいます。

　開示するメリットがあると思えば開示すればよいし、メリットがないと思えば言う必要はないと思います。

　就職活動や仕事をする上で、片耳難聴を開示することは義務ではありません。本人が言いたくないと思えば言う必要はなく、それをとがめる権利もありません。ただし、安全確保などの観点から、身体上の条件を設けている仕事の場合には開示を求められます（Q22 参照）。

　実際のところ、まだまだ社会の中には片耳難聴への理解が広まっているとはいえません。「片耳に難聴があります」と告げて、直接的な影響については定かではありませんが、内定に影響が出る例も少なくはありません。

　片耳難聴については、必ずしも採用面接で伝える必要はなく、就職した後に一緒に仕事をする中で、少しずつ身近な人に理解を促していければよいのではないかと思います。

　では、ここで2名の事例を見ていきましょう。

・自分自身の眼鏡にこだわりがあり、大手眼鏡チェーン店の販売員（正社員）に応募したAさん。採用面接で「何か伝えておきたいことは？」と聞かれ「片耳に難聴があります」と伝えました。それが直接的な原因となったかは分かりませんが、内定をもらうことはできませんでした。

・製造関係の中小企業の営業職に応募したBさん。採用面接では片耳難聴のことについては伝えておこうと決めていました。「片耳に難聴がありますが、普段は問題なく会話できます。ただ、聞こえない側から話や周りが騒がしいところでは聞き取りにくいこともあるのですが、そんなときはもう一度言ってもらえると助かります」と伝えました。無事に内定をもらうことができました。

　これは実際にあった話です。採用面接で片耳難聴について伝えたAさんとBさん。2人の伝え方には違いがあり、ただ「片耳難聴がある」と伝えたAさんに対して、Bさんは「片耳難聴だからどうなのか、どうしてほしいのか」まで伝えています。

　片耳難聴について、なかなか社会の認知が進んでいるとはいえません。そのため「片耳難聴がある」と伝える場合には、「普段の会話は問題ない」とマイナスイメージを抱かないでもらえるポイント、聞き取りづらい場面と周りに配慮してもらいたいポイントを具体的に伝えることが大切だと思います。

　ちなみに、これは私自身の経験ですが、対人援助職や医療・福祉職に就く際に、「私には片耳難聴があり、自分と同じような目に見えない障害のある人の気持ちに寄り添える○○になりたい」といったように、片耳難聴を武器にすることもできると思います。

　大切なのは伝え方です。相手にマイナスなイメージをもたれないような伝え方を工夫してみましょう。

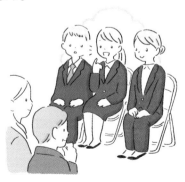

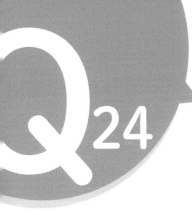

Q24 仕事をするときに気をつけることは？

　仕事をする上で片耳難聴によって困る場面について、Q19で解説をしました。では、そのような場面に遭遇したときに、どのように工夫したらよいのでしょうか？

　日常生活上の工夫については、Q20で紹介しました。**自己努力系の対応**ではどうしてもカバーしきれないときには、周りに配慮を依頼する**他者依頼系の対応**とる必要が出てくることもあるかと思います。

　日本では、障害者差別解消法や改正障害者雇用促進法において、事業者に対して「合理的配慮」の提供義務が課されています。「合理的配慮」とは、障害者が社会の中で出会う、困りごと・障壁を取り除くための調整や変更のことをいいます。片耳難聴は障害者手帳の交付対象ではなく、制度上は「障害者」ではありません（Q27参照）。ですが、「合理的配慮」の提供を受けることができるのは、社会の中で困難さを抱えている人すべてが対象となっており、当然、**片耳難聴者も「合理的配慮」を求めることができる**ます。さらには、「医師の診断書」についても、法律上は、合理的配慮の提供を判断する基準として定められてはいません。つまり、職業遂行上に困難を感じたら、合理的な（負担が重すぎない）範囲で配慮を求めることができ、事業者は配慮を求められたら提供する義務があるということです。

　ただ、制度上は配慮を求めることができるとはいえ、仕事上の人間関係を円滑に築いていく上で、「合理的配慮」の依頼の仕方には友人関係以上に気を遣うのではないかと思います。

　周囲への理解を促すためのポイントとしては、（1）**片耳難聴による困難場面をより具体的に伝える**、（2）**どのように配慮をしてもらえると助かるか具**

体的に伝える、（3）困ることばかりでなく問題なくできることも伝えるといっ
たことが挙げられます。

　以下に、職場での合理的配慮の求め方について2つの例を挙げてみます。

例①

　左耳が聞こえないので、配慮してもらいたいです。席は端にしてもらえますか？
あと電話は苦手なので電話業務は免除してもらいたいです。

例②

　左耳に難聴がありますが、普段の会話は問題なくできます。ただ、左側から声
をかけられると気づかないことがあるので、席を左端の方にしてもらえると聞き漏
らすことを減らせると思います。あと、電話中は聞こえる耳がふさがってしまって周
りの音が聞こえないので、用件はメモにして渡してもらえると助かります。

　2つとも「左耳に難聴があること」「席を配慮してほしいこと」「電話で配慮
してほしいこと」を伝えていますが、相手に与える印象は異なるのではないで
しょうか。皆さんだったら、どちらの伝え方の方が配慮しようという気持ちに
なるでしょうか。

　例②の方が相手に与える印象が良いと思います。「左側から声をかけられる
と気づかないことがある」「電話中は聞こえる耳がふさがってしまって周りの
音が聞こえない」と（1）片耳難聴による困難場面をより具体的に伝えています。
また、「席を左側の方にしてもらえると」「用件はメモにして渡してもらえると」
と（2）どのように配慮をしてもらえると助かるか具体的に伝えています。そ
して、「普段の会話は問題なくできます」と（3）困ることばかりでなく問題
なくできることも伝えることもできています。さらには、「聞き漏らすことを減
らせます」と配慮してもらえた結果、仕事の効率が上がることも添え、相手に
も利益がある印象を与えることができています。先述した3つのポイントを抑
えることができると相手にポジティブな印象を与えることができるでしょう。

一方で、例①では、具体性に乏しく、相手への要求ばかりで配慮に欠けた印象を与えます。相手に対して過度な負担感を抱かせてしまうのではないかと思います。

　まずは、自分が仕事をする上でどのような場面に困難が生じ、周囲にどのように配慮してもらいたいか、自己分析することが大切です。そして、相手に過度な負担感を与えないよう、Win-Win の関係で仕事をしていきましょうという姿勢が大切だと思います。

　では、仕事をする上でどのような場面に困難が生じ、周囲にどのような配慮を求めることができるでしょうか。

❶聞こえる耳の側から話しかけてもらう

　周りの環境や話しかける方向によっては聞き取りにくくなります。聞き取りやすい位置があることを理解してもらいましょう。

　例：オフィスの席、会議や懇親会の席など

❷電話中に話しかける際にはメモに書いて渡してもらう

　聞こえる耳が受話器でふさがってしまうと、周りの音が聞こえなくなってしまいます。電話中に仕事上の指示が出ることも少なくありません。そのようなときには、片耳難聴の特性を理解してメモで渡してもらえるとよいでしょう。

　例：電話中の内容に注釈を加えたいとき、電話を代わってほしいときなど

❸賑やかな場所では近づいてはっきり話してもらう

　騒がしい場所で聞き取りづらくなる片耳難聴の特徴は、理解されづらいかもしれません。なるべく近づくことで雑音を減らし、はっきり話してもらうことで聞き取りやすくなるように配慮してもらえるとよいでしょう。それでも聞こえないときにはメモを渡してもらう、後でもう一度伝えてもらうなどしてみましょう。

　例：乗り物に乗っているとき、工場内、宴会や会議など大人数のときなど

❹声かけに気づかないときは肩をたたいてほしい

　何かに集中していると音や呼びかけに気づかないこともあります。そのよう

なときには無視しているわけではないと理解してもらうとともに、肩をたたく、名前を呼ぶなどして気づけるよう配慮してもらえるとよいでしょう。

❺どこから音がするのか探していたら教えてほしい

　音の方向が分からないという片耳難聴の特徴を理解してもらうとともに、「あっちだよ」と指差したり「○○さんの席だよ」と口頭で教えらもらえたりするとよいでしょう。

　　例：電話の音、他の人からの呼びかけなど

　片耳難聴によって生じる困難場面は、職務内容や職場環境によってさまざまです。どのような場面で困難が生じ、どのような配慮が考えられるのかは個人差がありますが、「合理的配慮」を求める際のヒントになればと思っています。

　筆者が主宰する片耳難聴のコミュニティでは、上記の「職場での片耳難聴者への合理的配慮」のポイントをまとめたリーフレットを発行しています。ダウンロードフリーですので、必要に応じてご活用ください。

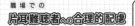

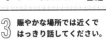

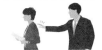
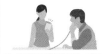

職場での
片耳難聴者への合理的配慮

片耳難聴とは、文字通り片耳のみ聞こえない・聞こえにくい状態のことを言います。片方の耳が正常聴力のため、日常生活に大きな支障はありません。ですが、以下のような特定の場面では聞こえにくさが生じます。聞こえの程度は人それぞれです。その場の環境によっても必要な対応は異なります。ぜひ本人と相談いただき、可能な範囲でご配慮ください。

きこいろ　片耳難聴のコミュニティ 詳しくはこちら

1 聞こえる耳の側から話しかけてください

話しかける方向によっては聞こえません。聞き取りやすい位置を譲っていただけると助かります。

✓ オフィスの席や会議、懇親会のとき
✓ 店舗などで隣同士で並んでレジに入るとき

2 電話中に話しかける際はメモに書いて渡してください

聞こえる側の耳は受話器で埋まっています。メモを頂くか、手で合図していただけると助かります。

✓ 電話中の内容に注釈を入れたいとき
✓ 「あとで替わって」など電話中に伝えたいとき

3 賑やかな場所では近くではっきり話してください。

聞こえる耳で伝えていただくか、紙に書く・静かな場所に移動する等お願いします。

✓ 電車やバス、車など乗り物に乗っているとき
✓ 宴会、会議などで大勢の人が発言しているとき

4 声かけに気付かないときは肩を叩くなどしてください。

自分に話しかけられていると気づきにくいことがあります。肩を叩く、名前を呼ぶなどしてください。

✓ 目の前の作業に集中しているとき
✓ 他の人と会話している最中に話しかけるとき

5 どこから音がするか探していたら教えてください

キョロキョロしていたら、どこから音がしているのか教えてもらえると助かります。

✓ 飲食店などでお客様に遠くから呼び掛けられたとき
✓ オフィスで複数の電話が鳴っているとき

ダウンロードはこちら
☞ https://kikoiro.com/leaflet-kikoiro/（2022 年 12 月現在）

Q25 遺伝することはあるの？

　結婚や子どもを考えるときに、「自分の片耳難聴が遺伝することはあるのだろうか」と考えない人はいないかもしれません。私自身、片耳難聴の当事者ですが、自分の子どもを出産した際、新生児聴覚スクリーニング（コラム②参照）で「両耳パス」の結果を知ったときには心底ホッとした気持ちになったことを鮮明に覚えています。私は自分の片耳難聴を受容していたつもりでいましたが、1人の子どもの親としては「自分の子どもには片耳難聴であってほしくない」と本当は思っていたのだと気づかされました。

　では、片耳難聴は子どもに遺伝するのでしょうか。**多くの場合は子どもに遺伝することはありません。**

　片耳難聴の原因はさまざまであることを解説しました（Q5、Q6、Q10、Q18参照）。原因によっても、先天性なのか後天性なのかによっても異なります。

　まず、先天性（生まれつき）の難聴では、半数以上は「原因不明」なのですが、中耳や内耳の形成不全（奇形）が原因として多いことが知られています。片耳難聴の原因となる形成不全（奇形）の多くは、お母さんのお腹の中にいるときに何かしらの不具合が生じてうまく形づくられないことが原因となります。こういったお腹の中での何かしらの不具合は、まず遺伝することはありません。

　先天性の片耳難聴の原因の一部には、「遺伝子疾患」が含まれていますが非常に稀です（Q6の図1-4参照）。そして、遺伝子疾患であるからといって、必ずしも子どもに遺伝するという訳ではありません。遺伝には「優性遺伝」（片

親でも疾患があれば下の代に2分の1の確率で遺伝）と「劣勢遺伝」（両親が同じ疾患を発症している、もしくは"保因者"であるときに、下の代に4分の2の確率で遺伝）があり、詳しい説明は割愛しますが、ほとんどの難聴をきたす「遺伝子疾患」は「劣勢遺伝」です。つまり、両親が同じ遺伝子変異による疾患である場合や"保因者"（遺伝子変異はもっているけれど発症していない場合）である場合に、初めて遺伝する可能性があります。両親が同じ遺伝子の変異をもっているというのはとても珍しいことであり、「遺伝するかもしれない」と心配することはあまり合理的なこととはいえません。

　現在、両側難聴を来す遺伝子疾患はさまざま発見されていますが、片耳難聴を来す遺伝子疾患はほとんど発見されていません。今後の医療の発展によって、「原因不明」とされていた難聴の原因遺伝子が発見され、それが子どもに遺伝するものなのかということが解明されることがあるかもしれません。

　続いて、後天性（生まれた後）の難聴では、子どもに遺伝することはほぼないと考えてよいでしょう。

　このように、片耳難聴が自分の子どもに遺伝することは、ごく稀です。「子どもに片耳難聴が遺伝してしまったらどうしよう」と心配になることは、親心として自然なことではありますが、過度に心配する必要はありません。

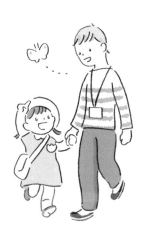

片耳難聴でも使える
補聴器ってあるの？

　片耳難聴者に使える補聴機器については、Q9 で詳しく解説をしています。片耳難聴者に使える補聴機器には、（1）**一般的な補聴器**、（2）**CROS 補聴システム**、（3）**ワイヤレス補聴援助システム**、（4）**骨導補聴器**、（5）**人工内耳**とありますが、どのデバイスにもメリット／デメリットがあり、万能ではありません。生活の中でどのような場面で困っているのか、どのデバイスであればその困り感を軽減できるのか、各デバイスの特徴を踏まえて検討する必要があります。

　では、仕事の場面では補聴機器を活用した方がよいのでしょうか。手術を要さない（1）**一般的な補聴器**、（2）**CROS 補聴システム**、（3）**ワイヤレス補聴援助システム**の 3 つのデバイスの事例を紹介していきましょう。

（1）一般的な補聴器
　難聴のある耳に補聴器を装用する方法です。片耳難聴の人が難聴側の耳に補聴器を使う場合、難聴耳の聴力が「70dB 未満の軽度～中等度難聴」というのが 1 つの目安となっています。さらには、難聴耳の「ことばの聞き取りの能力（＝語音明瞭度）」がどの程度保たれているかも目安となります。

Aさん　40歳台・会社員
　数年前に突発性難聴にて右耳が聞こえづらくなった。左耳は正常、右耳は 50dB 程度の感音難聴。右耳の語音明瞭度は 90%。仕事で右からの聞こえや雑音下での聞こえに不自由を感じ、補聴器を試聴。左耳からの聞こえには劣るもののそれなりに両耳からの聞こえを得ることができたと実感し補聴器を購入。

Bさん　50歳台・主婦

　気づいたら左耳が聞こえず発症時期は不明。右耳はおおむね正常、左耳は80dB程度の感音難聴。左耳の語音明瞭度は20％で、補聴器を装用してもことばの聞き取りの改善は望めない。それでも左側からの音を聞いてみたいと補聴器の試聴を開始。実際、補聴器を使用しても左耳でことばを判別することはできないが、左側の音が入ってくることにより空間の広がりを感じることができた。危険察知にも役に立つと実感したため補聴器を購入。

　Aさんは典型的な例といえますが、Bさんはイレギュラーな例かもしれません。しかし、検査結果からは「補聴器は無理」と思われるような人でも、補聴器によって何を求めているか次第では、有効に使える場合もあるかもしれません。

（2）CROS補聴システム

　難聴側の耳には送信機能のみの補聴器を装用し、聞こえる耳には受信機能のある補聴器を装用します。難聴側の送信機で音をキャッチしたら、電波で健聴側の受信機まで飛ばすシステムです。難聴耳側からの聞こえを改善します。

Cさん　50歳台・工場勤務

　数年前に左耳に突発性難聴を発症。右耳は正常で、左耳は90dBの感音難聴。片耳難聴による漠然とした不便感があり補聴器を希望。左耳に補聴器を試したが効果なく、CROS補聴システムを試聴。最も不自由を感じていたガヤガヤした中での会話には効果がなく、結局補聴器の購入は断念。

Dさん　30歳台・会社員

　小さいころからの片耳難聴。左耳は正常で、右耳は100dB以上で全く聞こえない。普段の生活ではさほど不自由を感じないが、仕事では会議が多く、会

　C さんのような漠然とした困り感では CROS 補聴システムの効果を実感することは難しいかもしれません。「片耳難聴には CROS 補聴システム」という謳い文句で販売されていることが多々見かけますが、効果のある聴取場面は限定的です。D さんのように「会議で聞こえない側に座っている人の声が聞こえにくい」といった、聞こえを改善したい場面が明確になっていると効果を実感できるかもしれません。会議の他には、運転中の会話(タクシーの運転手など)、ママ友との食事会（自分のことでは困り感を抱いていなかったけれど子どものことでは聞き漏らしたくないなど）といったニーズも聞かれました。
　CROS 補聴システムには下記のような事例もありました。

　聞こえが良い方の耳を補聴しつつ CROS 補聴システム（聞こえない耳の方の音を良い方の耳に飛ばす）を使う場合、BiCROS（バイクロス）と呼びます。全く正常な耳に補聴器を装用する CROS よりも、BiCROS の方が効果を実感できるかもしれません。

（3）ワイヤレス補聴援助システム
　話し手に送信用マイクを装着してもらい、聞こえる方の耳に受信機を装着することで、マイクの音が直接受信機に届くシステムです。特に、1 人の話し手に対して聞き手が大勢いるような場面で効果を発揮するため、お子さんの教育

場面などでは広く用いられています。一方で、大人ではあまり活用例は多くありません。

　講義のような場面で用いられることが一般的なワイヤレス補聴援助システムですが、特殊な例ですがFさんのようなパーテーション越しの接客で使用することもできます。雑音の中で1人の話者の声を聞き取らなければならない場面では効果があり、送信機を置く場所によってさまざまな使い方ができるかもしれません。

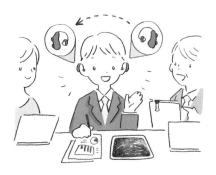

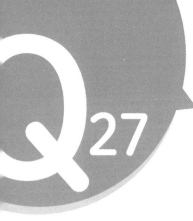

使える社会福祉制度はあるの？

　片耳難聴では何か福祉的なサービスを受けることはできるのでしょうか。よく「片耳難聴だと障害者手帳はもらえないの？」というご質問を受けることがありますが、片方の耳が正常だと国の定める"聴覚障害"の基準には該当しません（表 3-1）。

表 3-1　身体障害者（聴覚障害）の基準

等級	平均聴力レベル（四分法）	
6 級	両耳 70dB 以上	一側耳が 90dB 以上および他側耳が 50dB 以上
4 級	両耳 80dB 以上	両耳の語音明瞭度50%以下
3 級	両耳 90dB 以上	
2 級	両耳 100dB 以上	

　身体障害者（聴覚障害）に該当すると、補聴機器を購入するときや修理の際に、国が定めた基準額内であれば助成を受けることができます。しかし、身体障害者に該当しない片耳難聴では、補聴機器を購入する際の助成を受けることができず、現行の制度では全額自費で購入しなければなりません。

　自治体によっては、18 歳未満の小児に対しては「軽中等度難聴児補聴器購入助成事業」を実施しており、医師が補聴機器の必要性を明記した意見書を提出することで、片耳難聴のあるお子さんの補聴機器の購入に際して助成を受けられる場合もあります。ただし、自治体によっては「両耳 25dB 以上」という基準を設けている所もあるため、確認が必要です。

　一方で、18 歳以上の成人の片耳難聴者の場合、補聴機器の購入に際しての

助成制度を実施している自治体は、筆者が調べた限りではありませんでした。補聴器は医療機器であり、医師の指示書（補聴器の必要性について明記されたもの）があれば**医療費控除の対象**となる場合があります。ただし、戻ってくる額は購入額に比してとても少額です。

　片耳難聴のある人が受けられる可能性のある福祉的なサービスは以下の３つが挙げられます。いずれも該当するかどうかは個別性が高いため、詳細は各サービスの実施機関に問い合わせる必要があります。

（１）障害年金

　社会人になった後、厚生年金もしくは共済年金に加入している間に、片耳が80dB 以上の難聴になった場合、保険料納付要件を満たしていれば、「障害厚生年金３級」または「障害手当金」を受給できる可能性があります。詳しくは各自治体の年金事務所に問い合わせてみてください。

（２）労災保険

　通勤時の事故や明らかな業務上の理由でケガや病気になった場合に対象となります。片耳難聴の場合には、85dB 以上の騒音下で５年以上働いていて、後遺障害等級に該当する聴力となった場合に、等級に応じた一時金を受給することができるかもしれません。詳しくは地域の労働基準監督署に問い合わせみてください。

（３）難病支援

　居住県によっては突発性難聴やメニエール病といった片耳難聴を引き起こす疾患を難病に指定している場合があります。難病指定されると、医療費の助成や就労支援を受けることができます。住んでいる都道府県のホームページにて難病指定されているか確認した上で、各自治体の福祉窓口に問い合わせてみてください。

コラム ③

片耳難聴と片耳難聴カフェ

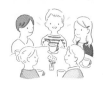

　「自分以外の片耳難聴者に会ったことがない」という片耳難聴者は多いのではないでしょうか。「他の片耳難聴がある人ってこんなときどんなふうにしているのかな」という疑問を抱いたり、自分と同じ片耳難聴者と話してみたいと感じたりする人も少なからずいると思います。

　筆者が主宰する片耳難聴者の当事者団体「きこいろ 片耳難聴のコミュニティ」では、「片耳難聴 Café」といって当事者同士の交流の場を定期的に設けています。「きこいろ」は 2019 年に立ち上げた当事者団体で、開設当初は全国各地でシェアスペースを借りて対面で行っていましたが、2020 年以降は新型コロナウイルスの感染拡大の影響を受け、主にオンラインで行っています（2022 年 12 月現在）。月に 1 回の頻度で開催し、テーマを決めたり年代や発症時期で対象を絞ったり、もしくはテーマフリーで行ったり、片耳難聴の当事者同士の交流の場となっています。

　参加者からは「初めて自分以外の片耳難聴の人と話した」「自分だけだと思っていたことが、結構 "片耳難聴あるある" だったと知って安心した」「初対面の人しかいないのに、片耳難聴という共通点でつながれて、居心地の良い時間だった」「自分のことなのに片耳難聴について初めて知ることばかりだった」といった感想が寄せられています。自分の思いに共感してもらえて「自分だけじゃない」と知ることで、片耳難聴による悩みを軽減することができるかもしれません。

　初めてのコミュニティに飛び込むことは、とても勇気が必要です。でも、一歩踏み出して「片耳難聴 Café」に参加してみてはいかがでしょうか？

　詳細はこちら☞ https://kikoiro.com/about/cafe/

第 4 章

社会のみんなに
知ってほしいこと

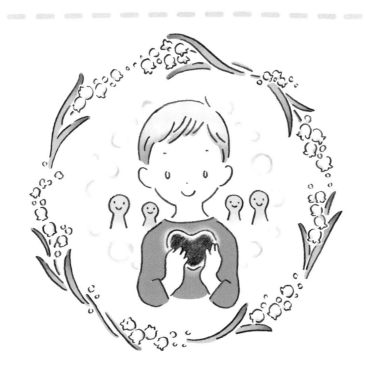

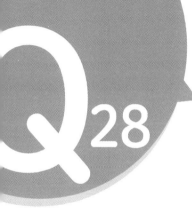

片耳難聴のある人が不安に思っていること

　片耳難聴の当事者に、聞こえや日常生活を送る上での不安についてアンケートをしてみました（425名から回答）[26]。

　聞こえや日常生活上の不安について89％と多くの人が「ある」と回答していました。具体的に不安を感じる場面を自由に記述してもらい、内容別にカテゴリー化してみたところ、最も多い回答が「聞こえる耳が聴力低下してしまうこと」（93件）でした。次いで、聞き漏らしや誤解が生じないか、相手に不快感を与えていないかといった「コミュニケーション場面における不安」（65件）が多く挙げられていました。聞き漏らすことによってミスが生じないか、片耳難聴によって就職が不利にならないかなどの「仕事上や就職活動上の不安」（55件）、道路などで車や自転車が接近してくる音が聞こえづらいことによる「危険察知の不安」（30件）が続きました。「騒音で会話しなければならない場面での不安」（13件）、「音の方向が分からないことによる不安」（11件）、「初対面の人と会話をするときの不安」（10件）も挙がりました。そして、難聴であることを相手に打ち明ける場面での「相手の反応に対する不安」（26件）というのも、多い結果となりました。

　とはいえ、片耳難聴があると常に不安の中にいるかといえばそのようなことはありません。他の章で説明したように、片耳難聴の場合、**（1）聞こえにくい方から話しかけられると分からない、（2）騒がしい場面では聞こえにくい、（3）どこから声がするのか分からない**の3つの場面で聞こえにくさが生じます。逆にいえば、静かな場所で1対1で話す分には両耳聞こえる人と何ら変わらずに聞き取ることができるのです。そのため、常に片耳難聴のことを意識して生活しているという訳ではありません。聞こえづらい場面に遭遇したとき

に、改めて片耳難聴であることを意識します。常に上記のような不安にさらされているという訳ではありませんが、当事者たちがどんな不安を抱いているのか、両耳が聞こえている人にも知ってもらえたら、理解してもらえたら、片耳難聴のある人の生活や気持ちは楽になる面もあるのではないかと思っています。

　意外と多い不安要素として「難聴と打ち明けたときの相手の反応」ということがあります。片耳難聴があることが外見では判別できません。そのため、当事者が「実は片方の耳が聞こえづらい」というカミングアウトがなければ、周囲の人は片耳難聴について知ることもなければ、配慮することもできません。しかし、そのカミングアウト（開示）するという行為自体に、不安を抱いているということも事実です。下図のように、聞こえなくて困る場面において、開示して協力をお願いすることで、相手に理解されれば楽になるけれど、理解されなければもっと困ることになります。

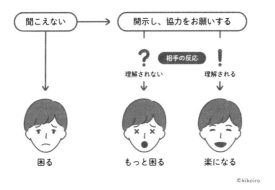

　次の Q29 や Q30 で紹介するように、片耳難聴に対する正しい理解と配慮が広まることで、片耳難聴のある人の不安は格段に軽減できるのではないかと思っています。

Q29 片耳難聴のある人が 配慮してほしいこと

　片耳難聴の当事者に、周囲の人からどんな配慮を受けているのか、どんな配慮をしてほしいのかアンケートしてみました（425名から回答）[26]。多数意見について内容ごとにカテゴリー化した結果を表4-1にまとめました。

表4-1　片耳難聴者が受けている配慮と希望する配慮

カテゴリー	具体的内容
位置に関する配慮	立ち位置や座席を聞き取りやすい場所にする 聞こえる耳の方からの話しかける
騒音への配慮	テレビや電話の音量を下げる 環境音の減らすための配慮
話す環境への配慮	静かな環境を選ぶ 運転中に話しかけない 騒音下では話さない テレビを見ているときに不意に話しかけない 電話中に話しかけない
方向覚への配慮	どこから音がするのか教えてくれる 遠くから話さない 近づいてから話す
話し方への配慮	はっきりと明瞭な話し方で話す 大声を出さないでほしい 聞き返したら繰り返し伝えてくれる 一斉に話し出さない 顔を見て話す 話し始めの合図を送ってから話し出す 聞き返しOKな雰囲気を出してくれる 聞き取った内容が合っていたか確認してくれる
片耳難聴への理解	自分が片耳難聴であると覚えてててくれる 片耳難聴に理解を示してくれる 愚痴を聞いてくれる 共感してくれる 周囲との橋渡しをしてくれる
困難時のフォロー	代わりに聞いておいてくれる 聞き取れなかったことを後から教えてくれる 危険察知をフォローしてくれる（車の接近など）

【位置に関する配慮】が、すでに受けている配慮として最も多いという結果でした。一方で、【騒音への配慮】や【話す環境への配慮】や【方向覚への配慮】というのは、当事者からの希望は多いものの、実際に今配慮が受けられているわけではない状況があることが推測されました。片方の耳に難聴があるということで、話しかける位置に配慮するといった理解は得られやすいものの、騒音のある場所では聞き取りにくい、音の方向が分からなくなるという片耳難聴の特徴については理解されにくいのかもしれません。

　続いて、【話し方への配慮】について、さまざまな具体的内容が挙げられており、希望する声が多く挙がっていました。明瞭な話し方、話し始めの合図を送る、聞き返しても雰囲気などの配慮は、家族や親しい友人といった近い関係性の間柄では配慮が受けられているものの、知人／友人や職場の同僚といった比較的遠い関係性の人からは、なかなか理解と配慮が得られていないようです。

　希望する配慮として多くの回答が得られた記述が、【片耳難聴への理解】でした。片耳難聴であること、どちらの耳が難聴であるかを覚えておいてほしい、片耳難聴への理解を示してほしいなど、具体的な行動ではなく気持ちの面での配慮を求めている様子がうかがえました。

　【困難時のフォロー】として、聞こえなかったときに代わりに聞いておいてくれる、危険を教えてくれるといった配慮もあったら嬉しいという一方で、【配慮は不要】といった意見も一定数いました。現状に満足しているので特に希望しない、特別扱いはせず普通に接してほしいといった意見が多かった一方で、中には難聴を開示していないので、配慮は受けられないだろうという諦めの意見もみられました。

　片耳難聴の当事者から寄せられた受けている配慮と希望する配慮を紹介しました。ここに挙げた配慮事項は、特別な機材や技術が必要なことはありません。**片耳難聴に対する正しい理解とちょっとした配慮で当事者たちの生活は格段に楽になる**ということを知ってほしいと思います。

　ただ、片耳難聴といっても、どのような困り感があり、どのような配慮を希

望しているのかは人によってさまざまです。前述のように、中には逆に気を遣われたくないからという理由で【配慮は不要】と思っている人もいます。押し付けにならないようなさりげない優しさが嬉しいのではないかと思います。

　片耳難聴のある人への配慮のポイントは、片耳難聴による聞こえの特徴を理解することです。**（１）聞こえにくい方から話しかけられると分からない、**（２）**騒がしい場面では聞こえにくい、**（３）**どこから声がするのか分からない**の３つの場面で聞こえにくさが生じるということを抑えておけるとよいでしょう。
　１つずつ具体的な例を見ていきましょう。

（１）聞こえにくい方から話しかけられると分からない

　聞こえる方から話しかけてほしいので、片耳難聴のある人は聞こえやすいポジションを確保することには人一倍気を遣っています。さりげなく聞こえやすい方に回ってくれる、聞こえやすい席を快く譲ってもらえると嬉しいです。
　また、電話中には聞こえている方の耳が塞がっているため周りの声が聞き取れません。メモを渡してもらえると助かります。

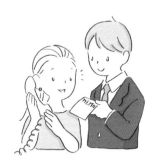

（２）騒がしい場面では聞こえにくい

　静かな場所では普通に話すことができるため、周囲からはなかなか理解されません。聞き返しが多くなったり聞こえにくそうな表情になったりしているときには、本人のせいではなく周りの環境のせいだということを理解してもらえ

ると嬉しいです。何度聞き返しても嫌な顔をせず何度も伝えてください。また
はなるべく近くに寄って話しかけてください。

　周囲がガヤガヤしていたり、何かに集中していたりしていると聞こえていな
いことがあるかもしれません。無視しているわけではないので、優しく肩をた
たくなどして話しかけてください。

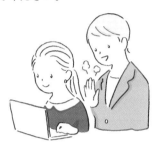

（3）どこから声がするのか分からない

　遠くから呼びかけられたときには、どこから声がするのか分かりません。片
耳難聴のある人がキョロキョロしているときには、手を振るなど視覚的に分か
りやすく呼びかける、第三者が見かけたときには「あっちだよ」と教えてあげ
るなどしてもらえると助かります。

　また車や自転車の接近音に気づきにくく、危険察知が遅れることもあるかも
しれません。さりげなく、車や自転車が近づいて来ていることを教えてもらえ
るとよいでしょう。

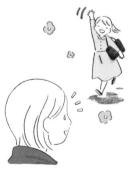

Q30 片耳難聴のある人との接し方

　片耳難聴によって困ること、片耳難聴のある人が配慮してほしいことをここまで説明してきました。では、片耳難聴のある人とはどのように接したらよいのでしょうか。片耳難聴の当事者が口を揃えて言うことがあります。それは「**普通に接してほしい**」ということです。片耳難聴があるからといって特別扱いされたいわけではない、周りに気を遣われたくない、かわいそうな人と思われたくないという思いを抱いている当事者に、これまで多くお会いしてきました。

　「難聴」というと「耳が聞こえない状態」というイメージをもたれることが多くあります。そのため「聞こえなくて大変」「かわいそう」「援助してあげなければならない人」というネガティブなイメージをもたれることもしばしばあります。しかし、「難聴」といっても少し聞こえにくい状態から全く聞こえない状態まで程度にはグラデーションがあります。ましてや片耳のみの難聴であるため、いつも聞こえないわけではないのです。そのため「大変」「かわいそう」「援助すべき人」と過度に心配されたり配慮されすぎたりしてしまうのも、「そんなに困っているわけではないのだけれど……」と、居心地の悪い気持ちになります。

　片耳難聴の特徴は、これまで繰り返し説明してきた通り、**限られた聴取場面でのみ聞き取りづらさが生じる**ということです。（1）聞こえにくい方から話しかけられると分からない、（2）騒がしい場面では聞こえにくい、（3）どこから声がするのか分からない、3つの聴取場面です。それ以外の場面では、両耳が聞こえている人と変わらず聞き取ることができます。そのため、常時聞こえづらいという訳ではないので、両耳が聞こえている人と同じように、"聞こえている人"として日常生活や社会生活を送っています。過剰に気を遣われる

ことなく、"聞こえている人"として「普通に接してほしい」と思っている当事者は多いのではないかと思います。

　一方で、「片方の耳は聞こえるなら問題ないでしょ」と軽視されてしまうのも、「全く問題がないわけではないのだけれど……」という気持ちになります。中には、"聞こえている人"として振る舞わなければならないことに疲れている人もいます。どちらの耳が聞こえにくいのか忘れられてしまう、なかなか理解が得られないという感情を抱いている片耳難聴者は多くいます（Q4参照）。

　片耳難聴のある人が、周囲の人に「こんなふうに接してもらえて嬉しかった」という声が挙がったものとして、**（1）さりげなく場所を譲ってもらえた**、**（2）聞き返しても嫌な顔せず繰り返し話してくれた**、**（3）普通に接してくれた**、この3つが多かったです。

（1）さりげなく場所を譲ってくれた

　片耳難聴があると聞こえやすいポジションがあります。そして片耳難聴の当事者たちは常に自分が聞き取りやすいポジションを確保することを意識して生活しています。さらに、自分が座りたい場所や立ちたい場所をアピールするタイミングや言い方にも非常に気を遣っています。「あっち側の席がいいな」「こっち側に立ちたいな」と思っているときに、さりげなく「こっち座る？」と誘導してくれたり、聞き取りやすい位置になるようスーッと移動してくれたり、さりげなく場所を譲ってもらえると、非常に嬉しい気持ちになります。「聞こえやすくなるからこっち座りなよ」という押し付けではなく、さりげなくフォローしてもらえるとなおありがたいです。

（2）聞き返しても嫌な顔せず繰り返し話してくれた

　聞こえづらさが生じたときに「えっ？」と聞き返すことはしばしばあります。会話の流れや内容的に大したことではないとき「いや、何でもないよ」と返されてしまうこともよく経験します。そのような経験に度々遭遇することにより、

会話の流れを遮ると場の空気を盛り下げてしまう、もう一度言ってもらうのも申し訳ない、聞いてない人と思われるのも嫌と思い、聞こえていなくても聞き返すことをためらい、聞こえたフリをして対応する片耳難聴者は多くいます。

　そのため、聞き返したとしても嫌な顔せず繰り返し話してくれる友人や家族が近くにいると、とても居心地が良くなります。聞いていない訳ではなく、聞こえていなかったのだから仕方がない、本人のせいではなく難聴のせいと理解してもらえるととても助かります。

（3）普通に接してくれた

　何より、「片耳難聴者」として接するのではなく「1人の人間」として接してもらえることが大切です。片耳難聴はその人の全てではなく、あくまで個を形成する1つの要素に過ぎません。片耳難聴があるからと身構えるのではなく、普通に接してもらえることが嬉しいです。

　「片耳難聴」といっても受け止め方は人それぞれです。私自身、耳鼻咽喉科での臨床や研究活動、片耳難聴 Café（コラム③参照）などで、たくさんの片耳難聴の当事者にお会いしてきましたが、同じ当事者同士でも「へぇ〜そんな風に思うんだ！」と驚くことも少なからずあります。

　その方の①難聴を発症した時期（先天性なのか後天性なのか、発症してだいぶ経つのか最近発症したのか）、②難聴の程度（全く聞こえないのか、ある程度聞こえが残っているのか）、③置かれている状況（学生なのか社会人なのか、音環境が雑音の多い場所なのか、いろいろな場所から音や声が飛び交う状況なのか）などによって、どのような困り感があるのかは変わってきます。そして、元々の性格などによって、その困り感への受け止め方は本当にさまざまです。

　ただ、片耳難聴のある人が共通して抱いている気持ちは**「いつも聞こえないわけじゃない、でも片耳聞こえるから大丈夫でしょとも思われたくない」**ではないかなと思っています。**過度に心配されすぎず、かといって軽視されることなく、片耳難聴について正しく理解してほしい**という気持ちを抱いている片耳

難聴者は多いでしょう。

　「片耳難聴」といって十把一絡げにせず、片耳難聴のある人の周りにいる方々には、その片耳難聴のある人個人と向き合い、どのように接してほしいか、ご本人に尋ねてほしいと思います。

　そして、片耳難聴に限らず、世の中には「聞こえる人」と「聞こえない人」だけではなく、「聞こえづらい人」「限られた場面でのみ聞こえづらい人」「聞こえすぎてしまう人」など、聞こえ方にはいろいろあるということへの理解が広まり、"聞こえの多様性"に寛容な世の中になることを心から願っています。

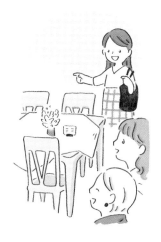

片耳難聴と言語聴覚士

　筆者の私は"言語聴覚士（Speech-Language-Hearing Therapist：略して ST)"という仕事をしています。医療や福祉、教育関係の仕事をしていないと、なかなか出会うことのない、知られていない職業かもしれません。1999 年に国家資格化され、全国に 3 万 8 千人程度しかいない職業です（2022 年現在）。言語聴覚士は「話す、聞く、食べる、のスペシャリスト」ですが、多くが「話す」「食べる」を専門としており「聞く」を専門とする言語聴覚士は 2 千人程度しかいないとされています（言語聴覚士協会 HP より）。

　私が言語聴覚士を目指したのは自分の片耳難聴がきっかけでした。私が言語聴覚士になるための勉強をしていたころは、片耳難聴について「片方の耳が聞こえているから日常生活に問題はない」と学びました。その考えは時代とともに徐々に変わってきており、「特定の聴取場面においては聞き取りに困難さが生じ、支援が必要な場合もある」という認識になりつつあります。言語聴覚士の難聴やコミュニケーションに関する知識や技術は、片耳難聴のある人たちの生活の質の向上に寄与できるのではないかと思います。しかし、「聞く」を専門に支援する言語聴覚士が非常に不足しているため、両耳難聴のある人にさえ言語聴覚士の支援の手が届いていない現状があります。ましてや片耳難聴のある人たちや子どもたちが言語聴覚士に出会う機会はほとんどないのではないでしょうか。

　言語聴覚士であり片耳難聴の当事者である私としては、片耳難聴の経験を活かすことができる仕事であり、とてもやりがいのある仕事であると実感しています。もっと言語聴覚士の認知度が高まり、言語聴覚士を目指す人が増えてくることで、言語聴覚士を必要としている全ての人のもとに支援の手が届くことを願っています。

日本言語聴覚士協会 HP はこちら☞ https://www.japanslht.or.jp/

おわりに

　私が片耳難聴研究を始めたのは 2006 年の大学卒業研究でした。2007 年に初めて学会発表した際には、業界の片耳難聴に対する関心はさほど高いものではありませんでした。それから 15 年の歳月が経ち、こうして片耳難聴にまつわる本を出版することになったことは感慨深いものがあります。

　本書の内容の多くは、私が大学や大学院での研究論文を執筆するにあたり集積したデータや、調査や臨床の中で出会った片耳難聴当事者の皆さまのお話を基に執筆しています。本書をまとめるにあたり、聴覚障害に造詣の深い言語聴覚士や耳鼻咽喉科医師の先生方より多くのご助言やご協力を得ました。特に、恩師である廣田栄子先生には臨床家および研究者としての心構えから多くのことを学ばせていただきました。原島恒夫先生には私の研究の礎をご指導いただきました。耳鼻咽喉科医師の森田訓子先生、工 穣先生にはまだ学生の時分から片耳難聴研究へのご理解をいただき応援くださいました。先生方にはこの場をお借りして厚く御礼申し上げます。

　「きこいろ 片耳難聴のコミュニティ」事務局の麻野美和さんとは、不思議なご縁で知り合い、同志として「きこいろ」を立ち上げました。「きこいろ」があったからこそ、片耳難聴への理解や知識を広める大きな契機となりました。「きこいろ」のプロジェクトメンバーには、「片耳難聴の当事者として、どんな内容の本であれば読んでみたいか」と本書の構成に多くの意見をもらいました。片耳難聴であるという共通点だけでつながったメンバーとの出会いは、「片耳難聴を広めたい」という私の思いを後押ししてくれました。

　「きこいろ」のホームページを読んで「本を執筆してみませんか」とお声をかけてくださった本書の出版社である学苑社の杉本哲也さんには、筆の遅い私のスケジュールを管理してくださり、いつも励ましと適切なご助言をいただきました。ご本人も片耳難聴当事者でご関心を寄せてくださったこと、社会に啓発したいという同じ思いで本書の作成ができたこと、大変心強かったです。イラストを担当してくださったヤマモトヤマネさんとは幼馴染の仲であり、旧友

とこのような形でコラボレーションできたことを嬉しく思っています。無理な依頼も快く引き受け、本書のテーマやイメージを理解して温かみのあるイラストを描いてくださり、本当にありがとうございました。

　片耳難聴当事者として、自分の難聴を肯定的に捉えてポジティブに生活することができているのは、私の周りにいる方々の理解とサポートがあってのことです。特に、中学2年生で片耳難聴になってから一番近くで理解し支えてくれた母の影響は大きいものであったと思います。一度とある講演会で片耳難聴者を育てた母親の立場で、母に話をしてもらったことがあります。「この人の娘で良かった」と心から思える内容でした。これまで育ててくれたこと、常に私の味方でいてくれたことに感謝しています。

　私の片耳難聴研究はまだまだ発展途上であり、これからの医学・工学・福祉の進歩とともに、どんどん変化していくものであると思っています。片耳難聴を取り巻く環境が更新されていくと同時に、本書の内容は改定していかなければと思っています。

　「聞こえかたは、いろいろ」。聞こえの多様性を認め合う社会となり、片耳難聴のある方々や子どもたちの生活がより良いものとなるよう、これからも活動してまいりたいと思っています。本書が片耳難聴への理解を広げていくための一歩となることを願っています。

2023年1月　　岡野　由実

引用文献

[1] 岡野由実，原島恒夫，堅田明義：一側性難聴者の日常生活における聞こえの問題と心理的側面についての調査 —ソーシャルネットワーキングサービスを利用して—. Audiology Japan, 52(4): 195-203, 2009

[2] Reeder, RM., Cadieux, J., Firszt, JB. : Quantification of speech-in-noise and sound localisation abilities in children with unilateral hearing loss and comparison to normal hearing peers. Audiology and Neuro-Otology, 20(1): 31-37, 2015

[3] Giolas, TG., Wark, DJ. : Communication problems associated with unilateral hearing loss. The Journal of Speech and Hearing Disorders, 32: 336-343, 1967

[4] Usami, SI., Kitoh, R., Moteki, H., et al. : Ethology of single-sided deafness and asymmetrical hearing loss. Acta Oto-laryngologica, 137(sup565): S2-S7, 2017

[5] 三科 潤：新生児聴覚スクリーニング. 音声言語医学, 45(3): 212-216, 2004

[6] Ghogomu, N., Umansky, A., Lieu, JE. : Epidemiology of unilateral sensorineural hearing loss with universal newborn hearing screening. Laryngoscope, 124(1): 295-300, 2014

[7] 中島 務，冨永光雄，イエーダマリアイシダ，他：2001 年発症の突発性難聴全国疫学調査 —聴力予後に及ぼす因子の検討. Audiology Japan, 47(2): 109-118, 2004

[8] 岡野由実：一側性難聴における騒音下聴取と補聴支援に関する文献的検討. 目白大学保健科学研究, 11: 25-33, 2018

[9] 白根美帆，牛迫泰明，山本麻代，他：先天性一側性難聴乳幼児の実態に関する検討. Audiology Japan, 58(3): 182-188, 2015

[10] Therpe AM., Sladen DP. : Causation of permanent unilateral and mild bilateral hearing loss in children. Trends in amplification, 12(1):17-25, 2008

[11] 岩崎 聡：聴覚に関わる社会医学的諸問題「一側性難聴の臨床的諸問題」. Audiology Japan, 56(4): 261-268, 2013

[12] 日本耳鼻咽喉科学会福祉医療・乳幼児委員会 https://www.med.or.jp/dl-med/teireikaiken/20170927_2.pdf (2022 年 6 月 22 日検索)

[13] Bess FH., Tharpe AM. : Unilateral hearing impairment in children. Pediatrics, 74(2): 206-216, 1984

[14] Kiese-Himmel C. : Unilateral sensorineural hearing impairment in childhood: analysis of 31 consecutive cases. International journal of audiology, 41(1): 57-63, 2002

[15] Sedey AL., Carpenter K. : What Do We Know, What Should We Do?. National Symposium on Hearing in Infants. August 1, Breckenridge, Colo, 2002

[16] Borg E., Risberg A., McAllister B., et al. : Language development in hearing-impaired children. Establishment of a reference material for a 'Language test for hearing-impaired children', LATHIC, 2002

［17］ Peckham CS., Sheridan MD. : Follow-up at 11 years of 46 children with severe unilateral hearing loss at 7 years. Child care health and development, 2(2), 107-111, 1976

［18］ 竹田契一：インリアル・アプローチ，日本文化学科社，1994

［19］ 中川信子：ことばが伸びるじょうずな子育て，社団法人家族計画協会，2004

［20］ 岡野由実：一側性難聴による障害の実態と心理的負担感に関する研究. 筑波大学大学院人間総合科学研究科博士論文，2017

［21］ 岡野由実，廣田栄子：一側性難聴による聞こえの障害場面の発達的変容に関する検討. コミュニケーション障害学，39(2): 74-83, 2022

［22］ 岡野由実，廣田栄子：一側性難聴児の学校生活における聞こえの障害に関する事例的検討. 音声言語医学. 57(1), 64, 2016

［23］ Gray L., Kesser B., Cole E. : Understanding speech in noise after correction of congenital unilateral aural atresia: effects of age in the emergence of binaural squelch but not in use of head-shadow. International journal of pediatric otorhinolaryngology, 73(9): 1281-1287, 2009

［24］ 岡野由実，廣田栄子：一側性難聴事例における聞こえの障害と障害認識の経緯に関する検討. Audiology Japan, 58(6): 648-659, 2015

［25］ 岡野由実，廣田栄子，原島恒夫，他：一側性難聴者の読話の利用および聴こえの自己評価に関する検討. Audiology Japan, 56(1): 91-99, 2013

［26］ 岡野由実：当事者団体に登録する一側性難聴者を対象とした障害状況と支援ニーズに関する調査. 令和2年度日本医療研究開発機構（AMED）障害者対策総合研究開発事業（感覚器障害分野）一側性聴覚障害と医学的介入による両耳聴改善に対する自覚的・他覚的評価法の開発と医療的介入と社会的支援の必要性判断のためのデータベース化 報告書（研究代表者：岩崎 聡），137-145, 2022

著者紹介

岡野 由実（おかの・ゆみ）

群馬パース大学リハビリテーション学部言語聴覚学科講師　言語聴覚士
筑波大学第二学群人間学類卒業。国立障害者リハビリテーション学院言語
聴覚学科卒業後、川崎市中央療育センター、目白大学耳科学研究所クリニッ
クなどを経て、現職。東京都内大学病院やろう学校などで言語聴覚士とし
て難聴児者支援の臨床活動を行っている。
筑波大学大学院人間総合科学研究科博士後期課程修了、博士（リハビリテー
ション科学）。主な研究テーマは「一側性難聴の障害実態の解明と支援」。
2019 年に「きこいろ 片耳難聴のコミュニティ」を立ち上げ、代表を務める。

イラスト：ヤマモトヤマネ

イラスト提供：kikoiro

レイアウト：石田美聡（丸井工文社）

装丁：三好誠（ジャンボスペシャル）

聞こえ方は、いろいろ
片耳難聴Q&A　　　　　　　　　　　　　　　©2023

2023年 3 月20日　初版第 1 刷発行
2024年 4 月 1 日　初版第 3 刷発行

著　　者　　岡野　由実
発 行 者　　杉本　哲也
発 行 所　　株式会社学苑社
東京都千代田区富士見 2 - 10 - 2
電話　03（3263）3817
Fax　03（3263）2410
振替　00100 - 7 - 177379
印刷・製本　株式会社丸井工文社

検印省略

ISBN978-4-7614-0842-8　C3037

聴覚障害

聴こえの障がいと 補聴器・人工内耳入門
基礎からわかる Q & A

黒田生子【編著】
森尚彫【著】

B5 判●定価 2860 円

Q&A 形式で「補聴器」「人工内耳」と聴覚障がい者支援をわかりやすく理解するための入門書。「聴覚障がい」の基礎を学べる 1 冊。

聴覚障害

言語・思考・感性の発達からみた 聴覚障害児の指導方法
豊かな言葉で確かに考え、温かい心で感じる力を育てる

長南浩人【著】

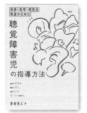

A5 判●定価 2420 円

聴覚障害児の育ちの姿を心理学的に検討し、教育の方針を提示する。教室で起きた出来事を紹介し、指導のヒントを探っていく。

シリーズ きこえとことばの発達と支援

特別支援教育・療育における
聴覚障害のある 子どもの理解と支援

廣田栄子【編著】

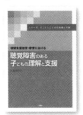

B5 判●定価 4180 円

子どもの学習上の課題について、「幼児期から児童期への発達の移行」に焦点を当て、近年の知見を元に言語習得の支援について解説。

聴覚障害

難聴児・生徒理解 ハンドブック
通常の学級で教える先生へ

白井一夫・小網輝夫・
佐藤弥生【編著】

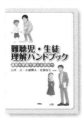

B5 判●定価 1650 円

「見えにくい」と言われる難聴の子どもが抱えるさまざまな問題を、30 の項目と 10 のトピックでわかりやすく簡潔に説明する。

言語・コミュニケーション

人とのかかわりで育つ
言語・コミュニケーションへの アプローチ　家庭・園・学校との連携

大伴潔・綿野香・
森岡典子【編著】

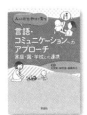

A5 判●定価 2640 円

子どもの発見や喜びを伝えたくなるような環境の作り方から、支援者同士が子どもの経験を豊かにするためのかかわり方を解説。

言語・コミュニケーション

学校でできる
言語・コミュニケーション 発達支援入門
事例から学ぶ ことばを引き出すコツ

池田泰子【編著】
松田輝美・菊池明子【著】

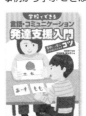

B5 判●定価 1980 円

「発音不明瞭」「読み書き」等に関する 28 事例をもとに、言語・コミュニケーションの基礎知識から支援までを理解する入門書。

税 10%込みの価格です

学苑社　Tel 03-3263-3817　〒 102-0021 東京都千代田区富士見 2-10-2
　　　　Fax 03-3263-2410　E-mail: info@gakuensha.co.jp　https://www.gakuensha.co.jp/